Introduction

Ces 9 mois les plus importants de votre vie

Vous venez d'apprendre que vous êtes enceinte ?
Félicitations et bienvenue dans la grande aventure de
Vous ne le savez pas encore, mais vous vous préparez à vivre votre plus belle histoire.
De l'infiniment petit à l'infiniment grand, tout va changer en vous et dans votre vie.

Nous vous accompagnons

Ne vous inquiétez pas, nous allons vous guider semaine après semaine.
Nous avons imaginé ce livre pour vous simplifier la vie et répondre à toutes vos questions en un minimum de temps.

Nous vous donnons les clés

Avec nos conseils utiles, nos pense-bêtes et nos guides d'autocoaching, nous vous donnons toutes les clés pour vous permettre de vivre votre grossesse au mieux et de manière personnalisée. Car rien ici n'est contraignant. Pas de programme, pas d'injonctions. Votre grossesse est unique, et vous seule saurez ce qui vous convient le mieux.

L'essentiel en images

Vous trouverez :

- chaque semaine, les essentiels à comprendre, visualiser et interroger concernant votre futur bébé, votre santé, vos relations aux autres, votre bien-être ;
- chaque mois, des zooms sur les incontournables à ne pas oublier : nutrition, démarches, puériculture…

Vivez pleinement votre grossesse

Alors, souriez et oubliez les inquiétudes. Pendant 9 mois, nous serons à vos côtés. Prenez confiance en vous ! Nous vous aiderons à profiter de chaque instant et à vous préparer à la naissance de votre bébé en toute sérénité.
Happy grossesse !

Olivia Phélip et Julie Martory

“ Pendant 9 mois.
Dans mon ventre,
tu te prépares.
Dans mon cœur,
je me prépare. ”

1er mois

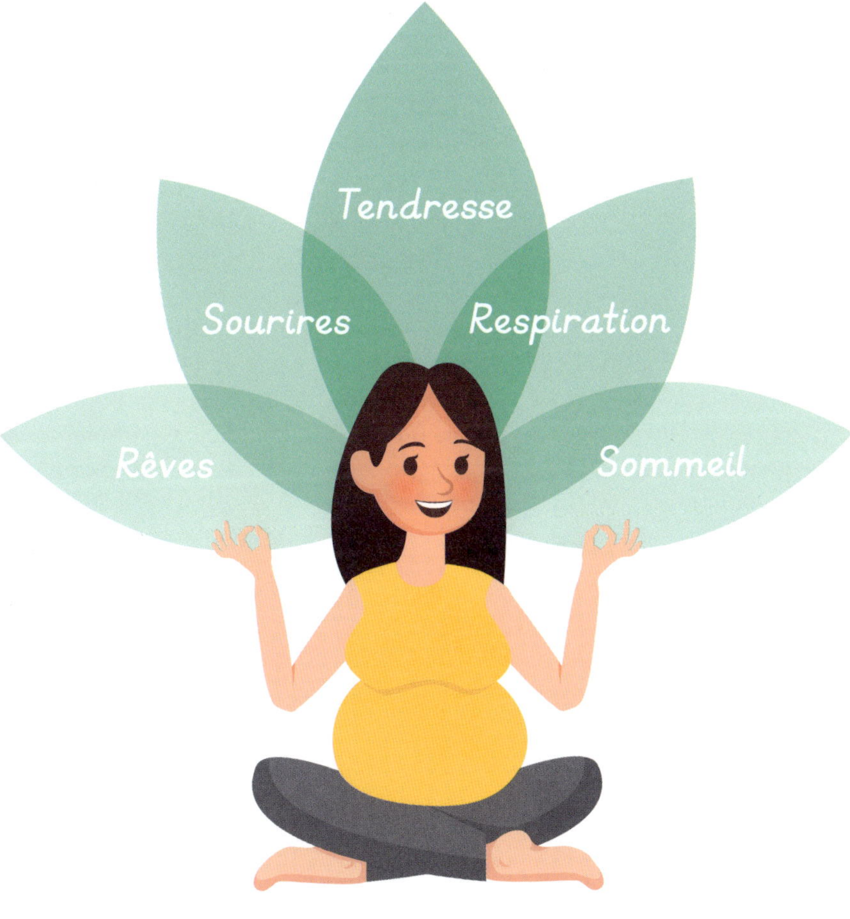

Semaine de grossesse 0-1 (2-3 SA[1])

Je l'ignore encore, mais quelque chose de magique a eu lieu dans mon corps : un spermatozoïde a fécondé mon ovule. Cette rencontre signe le départ de l'odyssée de la vie !

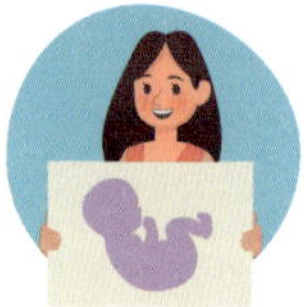

Mon bébé grandit

Le bon ovule et le bon spermatozoïde au bon moment et au bon endroit. Ce petit œuf contient tout le matériel génétique nécessaire pour une nouvelle vie. Déjà, le sexe de notre bébé est fixé tout comme la couleur de ses yeux, de ses cheveux… Environ deux jours après la fécondation, la segmentation va commencer : l'œuf se divise et va, en une semaine, migrer de la trompe vers l'utérus. Au 13e jour, la nidation est terminée et l'embryon s'est niché dans mon utérus. Il se présente désormais sous la forme d'un disque constitué de deux feuillets. Le trophoblaste (ébauche du futur placenta) commence à se former, tout comme la poche des eaux.

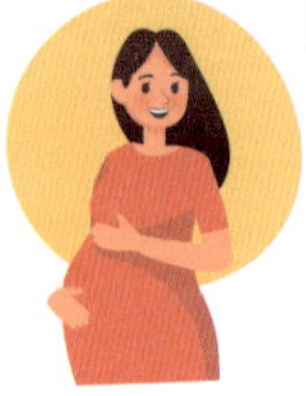

Mon corps change

Bientôt, le grand chamboulement hormonal de la grossesse va avoir lieu, car la grande machinerie de la grossesse s'est mise en marche ! Dès la nidation, le corps jaune (ce qu'il reste du follicule ovarien après

1. SA pour semaine d'aménorrhée. Plus précis que les semaines de grossesse, ce terme est employé par le personnel médical. Pour calculer ma semaine d'aménorrhée, rien de plus simple : je note le premier jour de mes dernières règles et je calcule le nombre de semaines qui m'en séparent.

l'ovulation) devient une véritable « usine à hormones ». Il sécrète des œstrogènes et de la progestérone qui permettent à ma muqueuse utérine de s'épaissir en vue d'accueillir mon bébé. Le trophoblaste fabrique de son côté l'hormone hCG, la fameuse « hormone de la grossesse », qui maintient le corps jaune en activité.

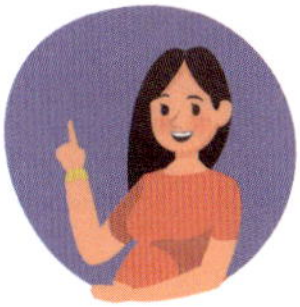

Je fais attention à moi

Je le sais : je dois faire attention à certaines conduites à risque comme la consommation d'alcool ou l'automédication, car l'embryon est très vulnérable en tout début de grossesse. Si j'ai eu une soirée un peu arrosée alors que j'ignorais ma grossesse, je ne « psychote » pas… L'essentiel est d'adopter le 0 alcool dès que je découvre le petit « + » sur mon test de grossesse.

Je n'oublie pas

Chaque jour, je prends la supplémentation en acide folique (ou vitamine B9) prescrite par mon gynécologue à l'occasion de ma consultation pré-conceptionnelle. C'est important afin de prévenir les anomalies de fermeture du tube neural comme la *spina bifida*. Je prends donc ma gélule quotidienne au moins 4 semaines avant la conception et jusqu'à 12 semaines d'aménorrhée (SA).

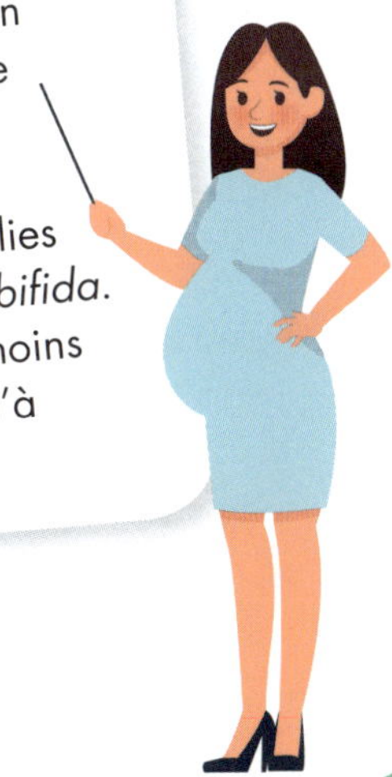

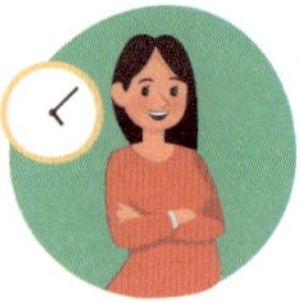

Je prends le temps de…

Si je ne suis toujours pas enceinte, je reste patiente et garde confiance ! J'essaie aussi de ne pas utiliser les tests de grossesse dits « précoces ». Ils sont censés détecter la grossesse plusieurs jours avant les règles, mais il suffit d'une erreur de calcul dans mon cycle ou d'une ovulation plus tardive pour que le taux de l'hormone hCG ne soit pas suffisamment élevé. Je m'épargne une déception… et j'économise une dizaine d'euros !

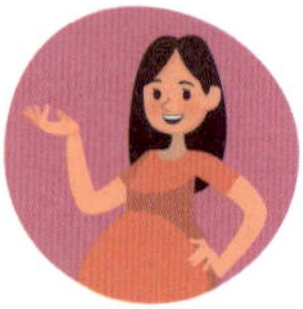

Et si…

Je fume ? J'en parle à mon médecin traitant ou à mon gynécologue. Je peux aussi contacter Tabac Info Service au 39 89 afin de bénéficier d'un suivi personnalisé et gratuit. Et si je sens parfois des petits tiraillements dans le bas-ventre, je ne m'inquiète pas : il peut s'agir de la nidation, qui peut aussi entraîner de légers saignements dus à l'éclatement de petits vaisseaux de la muqueuse utérine.

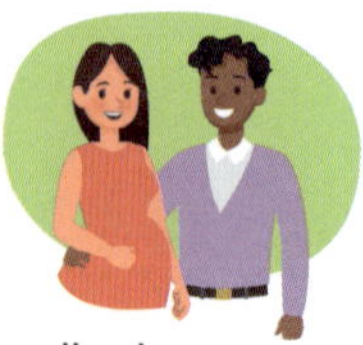

Avec mon entourage…

« Alors, quand est-ce que vous faites un bébé ? » Famille, amis, collègues : les questions se font de plus en plus insistantes… Dès qu'ils apprendront la nouvelle, leurs conseils et confidences s'amplifieront. Avec de bonnes intentions, il est vrai, mais je veille à garder un petit jardin secret et à faire le tri dans tout ce que l'on me dira.

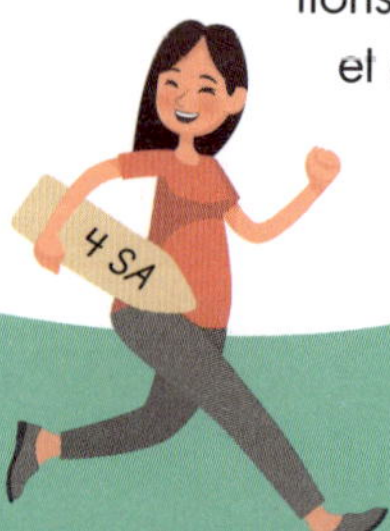

Pour l'heure, les hormones de la grossesse me laissent tranquille. Mais bientôt elles se manifesteront par quelques petits maux !

Mon autocoaching

Comment je me sens :

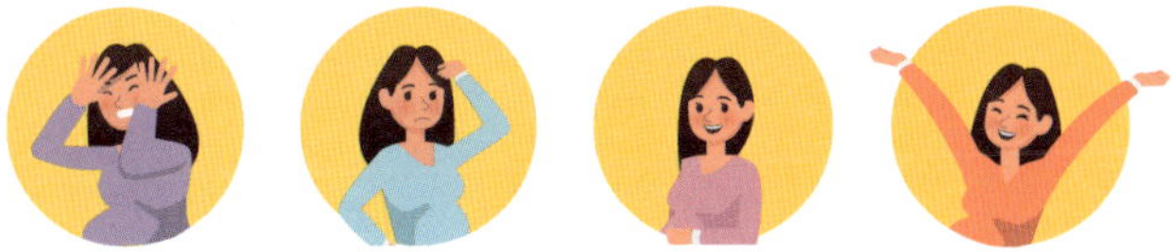

☐ ☐ ☐ ☐

Les jolis moments de ma semaine :

Mes priorités :

Mes envies :

Mes notes :

Une phrase que j'aime sur la maternité :

« »

Semaine de grossesse 2 (4 SA)

La date tant attendue (pour une fois...) est enfin arrivée : celle de mes règles. Et leur absence annonce une merveilleuse nouvelle : je suis enceinte !

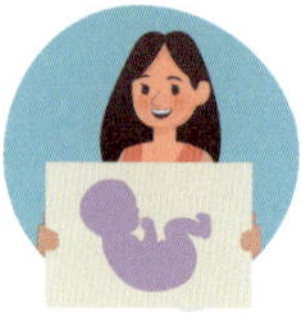

Mon bébé grandit

Au fil des divisions qui s'accélèrent, mon bébé passe de 0,2 mm à 1,5 mm. Il a désormais la forme d'un disque constitué de trois feuillets de cellules : l'ectoderme, le mésoderme et l'endoderme. Chacun donnera naissance à un tissu spécifique d'où naîtront tous les organes de mon bébé. À la fin de cette troisième semaine de grossesse, son petit cœur, encore à l'état d'ébauche, commence déjà à battre.

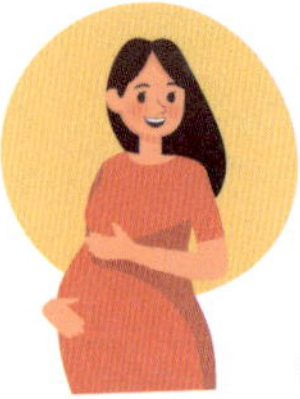

Mon corps change

Le cortège de signes qui annonce généralement l'arrivée de mes règles n'est pas là. Le jour J, rien ; ni le jour d'après... ni le suivant ! Ce retard est le premier signe de grossesse. Je peux également commencer à ressentir quelques autres indices, ici et là. Pas de petit ventre encore, car même si mon utérus change de forme dès que l'œuf s'y implante, il ne grossit pas encore réellement.

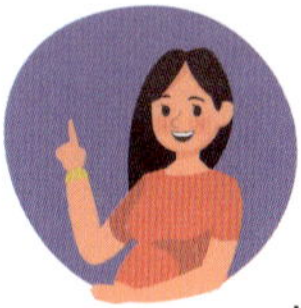

Je fais attention à moi

Des sensations inhabituelles dans ma poitrine, un odorat accru, des petits tiraillements dans le bas-ventre… : mon corps peut m'envoyer certains signaux. Il ne s'agit pas de les inventer là où ils ne sont pas, ni de « psychoter » dessus, simplement d'être à l'écoute de mon corps. Cela pourra m'être utile durant ma grossesse, notamment quand il me dira de ralentir un peu le rythme…

Je n'oublie pas

Je ne risque pas de l'oublier je pense : faire un test de grossesse ! Mais pour éviter les déceptions dues à un test réalisé trop tôt, j'essaie d'attendre quelques jours de retard de règles. Si la petite barre rose ou le petit « + » apparaît, c'est une quasi-certitude : je suis enceinte ! On considère en effet qu'en cas de résultat positif, les tests sont fiables à 99 %.

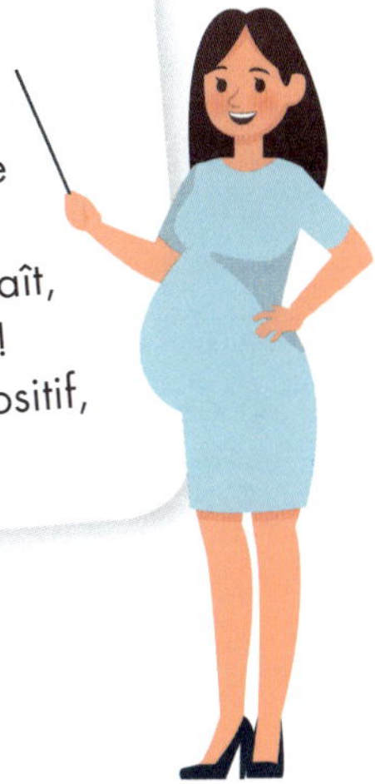

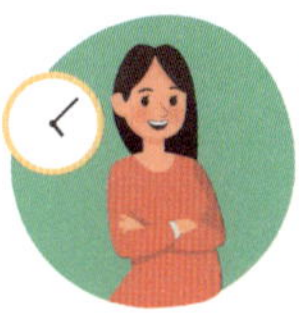

Je prends le temps de…

Si j'étais seule au moment du test, je réfléchis à la manière dont je vais annoncer la nouvelle au futur papa. Sans forcément sortir le grand jeu ou imaginer un scénario de cinéma (sauf si j'en ai envie !), je choisis le bon moment en y mettant un peu les formes. C'est en effet une nouvelle pierre à l'édifice de notre couple et un premier chapitre dans le livre de l'histoire de notre bébé.

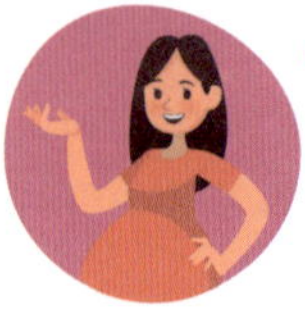

Et si...

Mon test est négatif, mais mes règles n'arrivent toujours pas ? Il s'agit peut-être d'un « faux négatif » dû à un test réalisé trop précocement, du moins trop tôt pour que l'hormone hCG puisse être détectée. Je refais un autre test quelques jours plus tard. Si mon test est négatif et que mes règles n'arrivent toujours pas, c'est peut-être bien de consulter mon gynécologue.

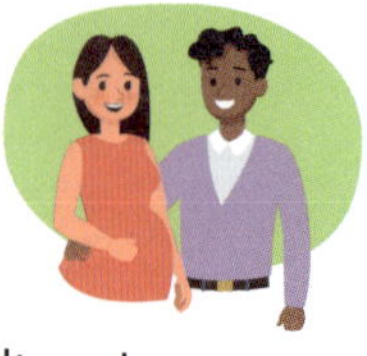

Avec mon entourage...

La découverte de ma grossesse m'a chamboulée et j'ai peur de nuire à cette grossesse qui s'installe... Résultat : je n'ai pas trop la tête aux câlins. Je me rassure déjà : sauf contre-indications médicales, rares à ce stade de la grossesse, il est possible d'avoir des rapports sexuels tout au long de ces neuf mois. Toutefois, s'ils sont douloureux ou occasionnent des saignements, j'en parle à mon gynécologue. Et surtout, je n'oublie pas : communiquer est la clef. Je suis sûre que mon compagnon comprendra cette petite baisse de régime.

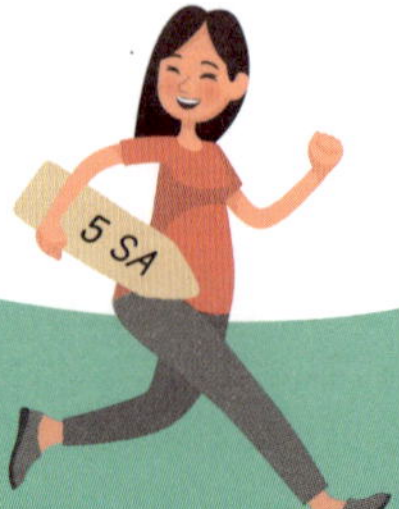

C'est confirmé : je suis enceinte !
Ni tout à fait la même, ni tout à fait une autre, je fais désormais partie du club des futures mamans. Happy me !

Autocoaching Couple

Comment je me sens :

☐ ☐ ☐ ☐

Comment lui ai-je annoncé ma grossesse ?

....

....

....

Comment a-t-il réagi ?

....

....

....

Quel père veut-il être pour notre bébé ?

....

....

....

Comment sont nos relations depuis l'annonce ?

....

....

Les mots doux qu'il me dit :

« ....

....

....

....

....

.... »

Semaine de grossesse 3 (5 SA)

Trois semaines après la fécondation, c'est le grand chamboulement à l'intérieur de mon corps. Les responsables : les hormones. Elles vont un peu m'en faire voir de toutes les couleurs, mais je leur dis quand même merci, car sans elles, pas de grossesse, pas de bébé !

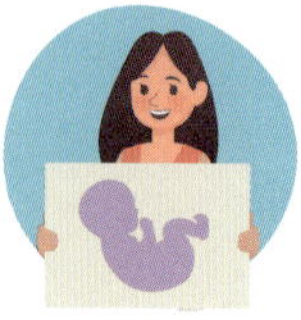

Mon bébé grandit

Mon bébé a maintenant la forme d'un haricot, tout petit il est vrai : 1,5 mm. Mais sa croissance s'accélère, et à la fin de cette semaine, il aura plus que doublé sa taille. À l'une des extrémités de ce petit « haricot » se dessine sa tête, où va se former le cerveau, encore très rudimentaire à ce stade. À l'autre extrémité un second renflement plus petit apparaît. Cette petite queue – que mon bébé n'aura plus à la naissance, je me rassure – est son futur coccyx.

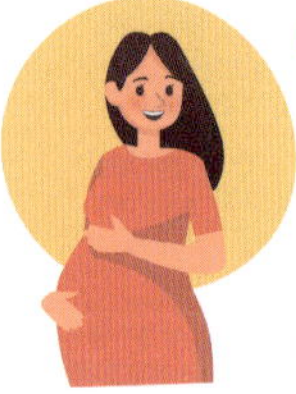

Mon corps change

Au sein de mon ovule fécondé, corps jaune et trophoblaste continuent de produire en grande quantité des hormones. Cela peut entraîner différents signes de grossesse dans mon corps : seins gonflés et tendus, nausées, envies fréquentes d'uriner, hypersensibilité olfactive, etc. Parfois même une certaine émotivité, ou disons-le franchement : une irritabilité ! Mais si je n'ai aucun de ces signes, je ne m'inquiète pas. Cela varie beaucoup selon les femmes et même d'une grossesse à l'autre.

Je fais attention à moi

L'une des hormones de la grossesse, la progestérone, a un léger effet sédatif. Résultat : je ressens une immense fatigue tout au long de la journée, je somnole devant mon ordi, je suis au lit à 21 heures. J'écoute mon corps, il a besoin de s'adapter à son nouvel état. Certes, la grossesse n'est pas une maladie… mais c'est tout de même un vrai bouleversement physique !

Je n'oublie pas

Je prends rendez-vous pour la première visite prénatale qui doit avoir lieu durant le premier trimestre de grossesse. Oui, j'ai encore largement le temps, mais cette première visite aura le mérite de me rassurer. Et plus tôt je ferai les différents examens du début de grossesse, plus tôt je prendrai les éventuelles précautions nécessaires au quotidien (pour la toxoplasmose notamment).

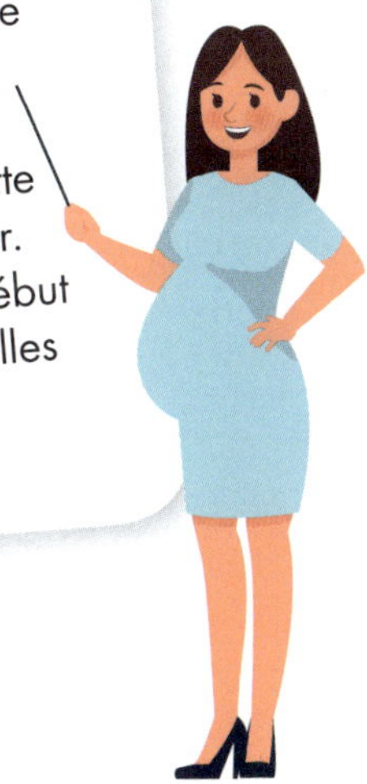

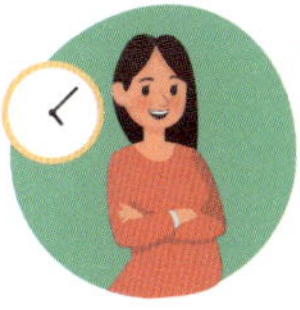

Je prends le temps de…

Mon gynécologue habituel, une sage-femme libérale ou même mon médecin traitant : tous sont habilités à suivre ma grossesse. Selon le pays où je vis, je peux choisir l'équipe de mon suivi prénatal. Un choix important et engageant. Je prends donc le temps de réfléchir au type de suivi que je souhaite, sans omettre le côté pratique. Sachant que je pourrai changer à tout moment si le feeling ne passe pas. Cette personne va être mon interlocuteur privilégié durant 9 mois, je dois donc me sentir en totale confiance avec elle. Je souhaite que la même personne m'accompagne tout au long de la grossesse, y compris lors de l'accouchement et des suites de couches ? Cela s'appelle un suivi global. Je me renseigne pour trouver une sage-femme le pratiquant dans ma ville.

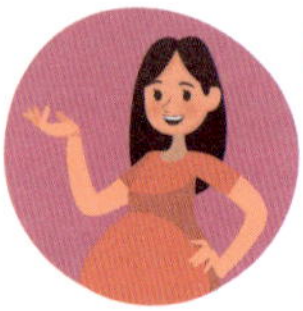

Et si...

J'ai un traitement pour une affection chronique (diabète, hypertension, épilepsie...), je suis sous antidépresseurs, je prends des somnifères pour dormir... Je n'arrête pas du jour au lendemain mes médicaments, mais je consulte rapidement mon médecin traitant ou spécialiste afin d'adapter mon traitement.

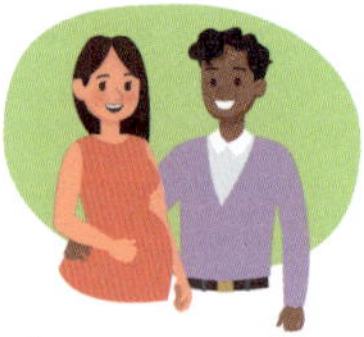

Avec mon entourage...

L'anniversaire de papa, le pot de départ d'un collègue, la soirée mojito entre filles... J'aime tous ces petits moments festifs, mais en ce moment, c'est un peu compliqué... Si je souhaite garder encore secrète ma grossesse, j'use de subterfuges : je dis que je suis sous antibiotiques, que je suis au régime (le mojito, c'est très sucré !)... Je peux aussi laisser mon chéri siroter discrètement mon verre après y avoir trempé mes lèvres.

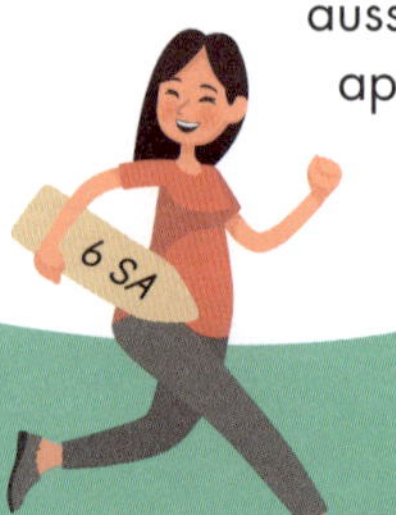

Si je n'ai pas encore de signes de grossesse, cela ne devrait pas tarder ! Et j'en profite, car apparemment, ils ne sont pas toujours très agréables...

Mon autocoaching

Comment je me sens :

☐ ☐ ☐ ☐

Les jolis moments de ma semaine :

Mes priorités :

Mes petites manies :

Mes notes :

Une belle phrase qui m'a touchée :

« »

Semaine de grossesse 4 (6 SA)

Cela fait une ou deux semaines que j'ai appris ma grossesse mais mon bébé en est déjà à sa quatrième semaine de vie. Il s'attelle à une étape clef : l'organogenèse.

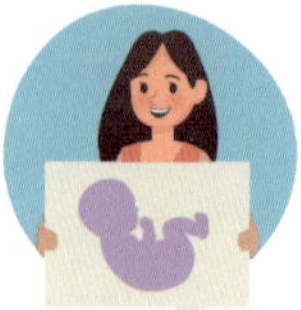

Mon bébé grandit

Une étape importante de son développement débute : l'organogenèse. Durant plusieurs semaines, les ébauches de ses principaux organes vont se mettre en place. Autre grand changement chez mon bébé : les bourgeons de ses quatre membres apparaissent, encore minuscules bien sûr. Parallèlement, la cavité amniotique grandit et se remplit de liquide amniotique. Véritable bulle protectrice, cette « poche des eaux » gardera mon bébé au chaud, le protègera des chocs et l'hydratera jusqu'à sa naissance.

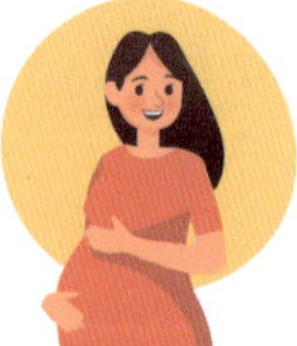

Mon corps change

Mon utérus a désormais la taille d'une clémentine. C'est encore petit, mais assez gros pour appuyer sur ma vessie et entraîner de fréquentes envies d'uriner. Pour subvenir aux besoins d'une vie qui prend forme, mon corps se modifie : mon flux sanguin augmente, mon débit cardiaque aussi. Aussi, je ne m'inquiète pas si j'ai de petits étourdissements dus à une baisse de tension, surtout lors du passage de la position allongée à debout. Je fais simplement attention à ne pas me lever trop vite. Et si ça tourne, je m'assoie !

Je fais attention à moi

Moi qui suis d'habitude pleine d'énergie, je traverse la journée somnolente. Les hormones… Pour reprendre un peu d'énergie, je teste la sieste flash. Montre (ou smartphone) en main, je m'accorde 10 minutes de pause, les yeux fermés, bien installée sur ma chaise ou mon canapé, dans le calme. Et je pense à mettre mon téléphone en mode avion.

Je n'oublie pas

Au moment de l'organogenèse, mon bébé est très vulnérable. Certaines molécules médicamenteuses ou toxiques, certains virus peuvent altérer ce processus clef de son développement, avec parfois de graves conséquences. Au quotidien, je redouble donc de vigilance. Je me lave les mains régulièrement – une habitude que je garderai une fois bébé né – et je demande systématiquement avis à mon médecin ou pharmacien avant de prendre un médicament.

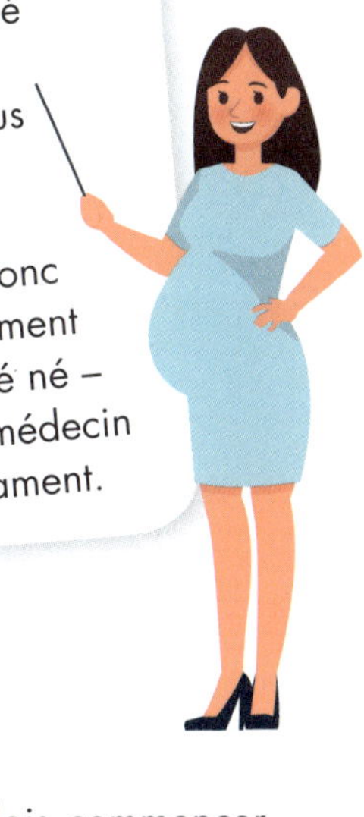

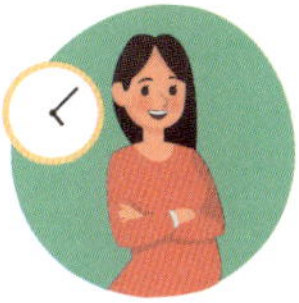

Je prends le temps de…

Il est encore tôt c'est vrai, mais je dois commencer à réfléchir à mon lieu d'accouchement. Je prends en compte différents éléments : l'aspect pratique et notamment la distance par rapport à mon domicile, la présence de mon gynécologue, le type d'accouchement que j'envisage – notamment physiologique (à savoir à priori sans péridurale) ou pas –, le soutien à l'allaitement (*via* le label Hôpital Ami des bébés), etc. Toutes les maternités assureront ma sécurité et celle de mon bébé, mais l'approche de la naissance peut être un peu différente d'un établissement à l'autre. Je mène donc une petite réflexion en amont afin d'offrir à mon bébé une naissance qui nous ressemble.

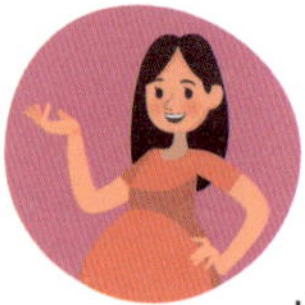

Et si...

J'ai envie de prendre une photo de moi à chaque mois de grossesse, de profil, dans la même situation, pourquoi pas ? Ce serait amusant et cela ferait un beau souvenir. Et peut-être une bonne idée pour le faire-part ou pour créer un *time-lapse* de ma grossesse. Il existe d'ailleurs des applications pour réaliser très facilement ce type de film à partir de photos : *ITimeLapse*, *CineMama*, *SelfieLapse*, etc.

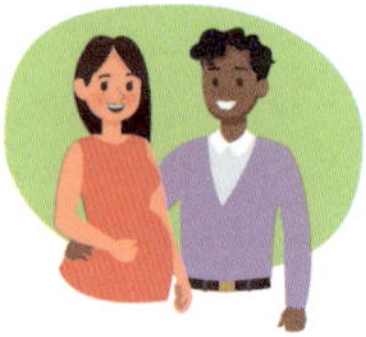

Avec mon entourage...

Face à ma fatigue, mes sautes d'humeur voire mon irritabilité, mon compagnon peut se sentir déstabilisé. Il m'espérait heureuse d'être enceinte – et je le suis ! – et ne s'attendait donc pas à me voir ainsi. Je prends le temps de lui expliquer que c'est la faute aux hormones, que cela passera avec les semaines. En attendant, je lui demande de me chouchouter.

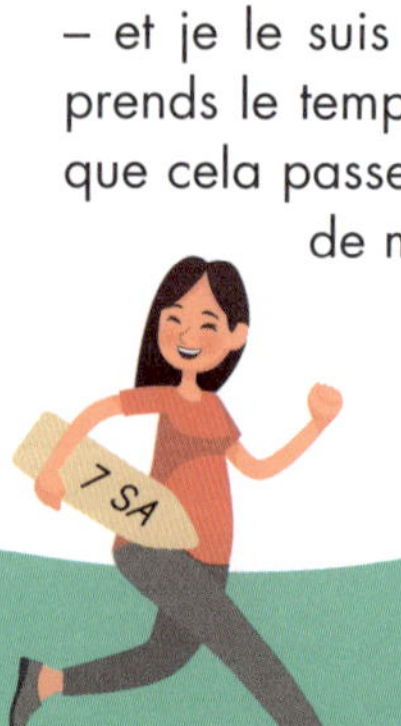

Et voilà : un premier mois terminé ! Mais ma grossesse me semble encore un peu abstraite, voire fragile. Je reste positive.

Autocoaching Famille

Comment je me sens :

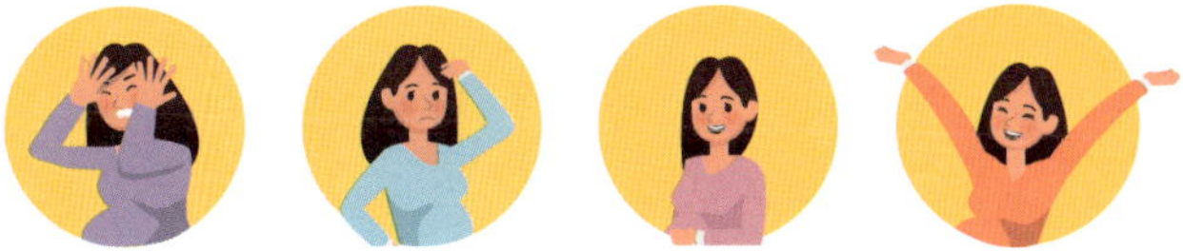

☐ ☐ ☐ ☐

Comment allons-nous annoncer la nouvelle à nos parents respectifs ?

....

....

....

Si nous avons déjà des enfants, comment allons-nous leur en parler ?

....

....

....

....

Les bébés que j'aime dans mon entourage :

....

....

....

Ma phrase de la semaine :

« .... »

Mon alimentation

Une journée type

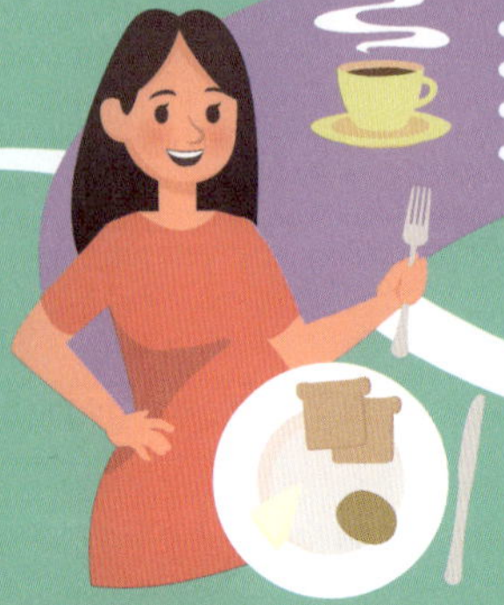

Petit déjeuner

- boisson chaude,
- deux tranches de pain complet,
- fromage frais,
- kiwi.

Déjeuner

- salade de betterave (huile de colza),
- escalope de poulet,
- épinards à la crème et quinoa,
- fromage blanc,
- petit bol de framboises.

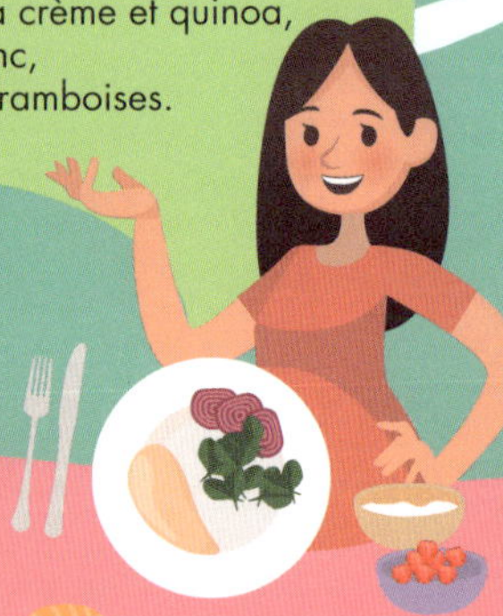

Les aliments à éviter

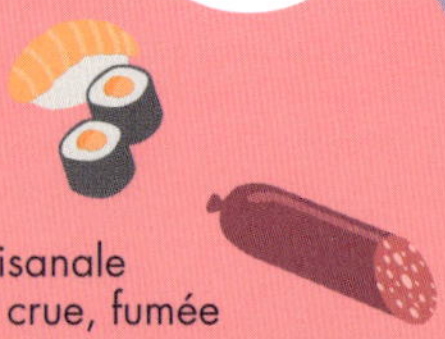

Lait cru et fromages au lait cru, charcuterie artisanale (pâté, foie gras, rillettes, produits en gelée), viande crue, fumée ou mal cuite, poissons et coquillages crus, surimi, tarama, poisson fumé, graines germées, préparations à base d'œuf cru (mousse au chocolat, mayonnaise, tiramisu…), foie, certains poissons d'eau douce (espadon, marlin, siki).

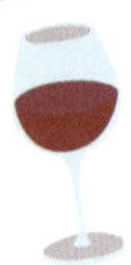

Alcool : 0 tolérance !

26 %

des futures mamans voient leurs goûts alimentaires changer durant la grossesse.

Goûter

- compote,
- quelques amandes et noix.

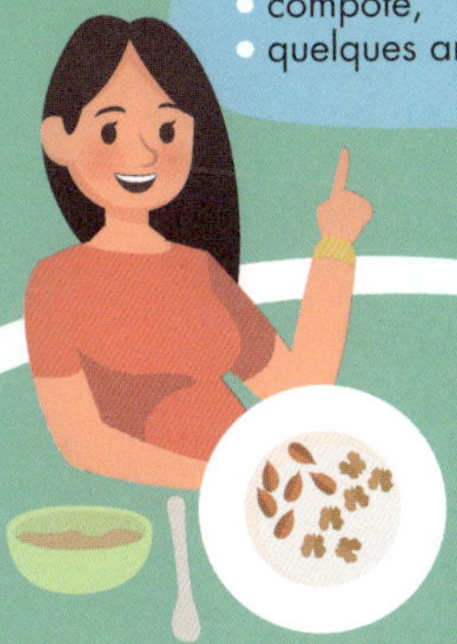

Dîner

- salade verte,
- gratin de pâtes aux courgettes,
- pomme au four, miel et cannelle.

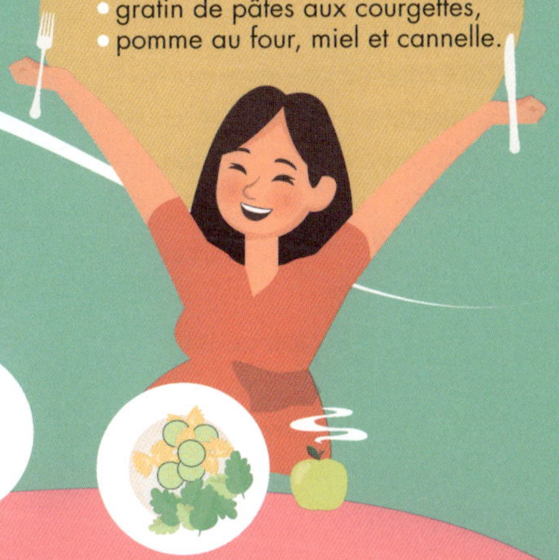

Bio c'est mieux pour éviter les pesticides qui pourraient être nocifs pour le développement du bébé.

Les nutriments indispensables

- **Vitamine B9** contre certaines malformations : épinards, chou, pois chiches, lentilles, graines de tournesol, levure de bière, scarole, pain de seigle.
- **Calcium** pour les os de bébé : produits laitiers, choux, brocolis, haricots blancs, sardine, eau minéralisée calcique (Hépar®, Contrex®, Sanfaustino®, Arvie®).
- **Magnésium** contre le stress : épinards, céréales complètes, légumineuses, oléagineux, graines, chocolat noir à plus de 70%, germe de blé, eaux minéralisées (Hépar®, Quézac®, Arvie®, Contrex®, Rozanna®).
- **Fer** pour les besoins accrus en oxygène : boudin noir, poisson, viande rouge, légumes secs.
- **Omégas 3** pour le développement cérébral de bébé : petits poissons gras (sardine, hareng, maquereau), noix, huile de colza, graines de chia, mâche, œufs de label Bleu-Blanc-Cœur®.

Contre les nausées : gingembre, citron, infusion de mélisse, menthe poivrée.

Contre la constipation : fruits et légumes, céréales semi-complètes ou complètes, légumineuses, pruneaux, graines de lin.

9 à 12 kg

c'est la prise de poids moyenne pour une femme de poids normal.

« Je n'aime pas
être enceinte,
mais j'aime
attendre un bébé. »

2e mois

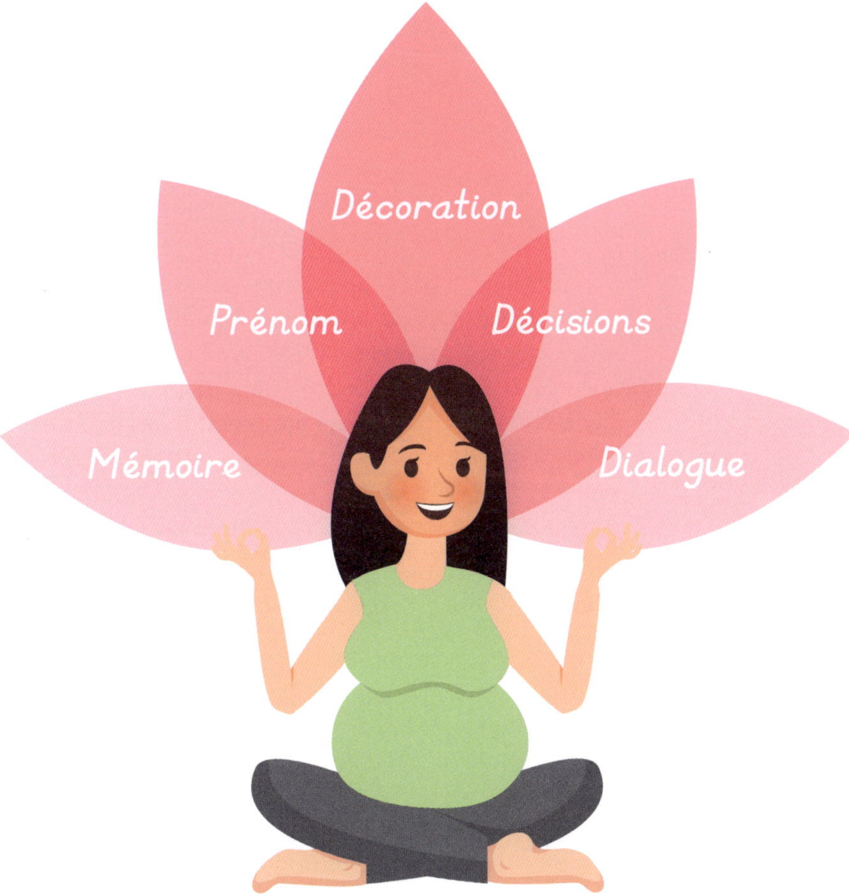

Semaine de grossesse 5 (7 SA)

J'entame mon deuxième mois de grossesse. Dans mon corps, le taux d'hCG est à son maximum. Mon bébé, lui, continue activement d'ébaucher ses différents organes.

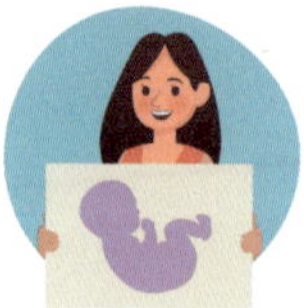

Mon bébé grandit

Sa croissance s'accélère, et en cette 5e semaine d'existence, il mesure environ 7 mm. Le processus d'organogenèse se poursuit. Ses yeux et ses oreilles sont déjà là, à l'état d'ébauche, ainsi que sa bouche sous la forme d'une fossette. Au niveau du cerveau, les cellules nerveuses se multiplient rapidement. Sur ce petit « haricot », quatre petites excroissances se forment : ce sont les bras et les jambes de mon bébé qui, à ce stade, ont la forme de petites palettes.

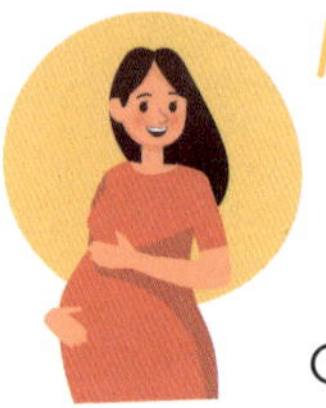

Mon corps change

L'hormone hCG atteint son taux maximal : mes maux de grossesse sont à leur apogée ! Nausées, poitrine tendue, fatigue et baisse de moral sont fréquentes. C'est désagréable, mais je me console en me disant que c'est pour la bonne cause. D'ailleurs, pour expliquer l'origine des nausées, certains scientifiques avancent l'hypothèse d'une « adaptation fonctionnelle ». D'instinct, durant la grossesse, on éprouverait une aversion pour des aliments ou des odeurs qui pourraient être néfastes à notre bébé. Je ne sais pas si c'est vrai… mais le croire peut m'aider à supporter les nausées !

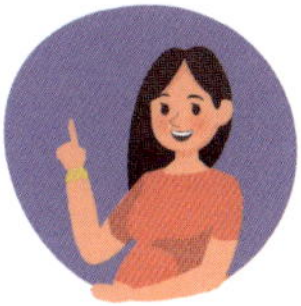

Je fais attention à moi

Contre les nausées, je teste différentes astuces : j'évite de me lever à jeun le matin (je garde un petit en-cas près de moi), je fractionne mes repas, je mise sur le citron (en jus, eau citronnée ou huile essentielle à respirer), le gingembre (frais, confit ou en complément alimentaire). Ou les deux avec cette tisane : je coupe en fines rondelles 2 cm de racine de gingembre. Je laisse infuser dans de l'eau bouillante durant 15 mn. Je filtre, j'ajoute le jus d'un demi-citron et un peu de miel. L'acupuncture et l'homéopathie peuvent aussi donner de bons résultats. Sinon j'essaie la digitopuncture : je place trois doigts sous le pli du poignet, puis je mets mon pouce juste en dessous, entre les deux gros tendons. J'appuie fortement lorsque les nausées montent.

Je n'oublie pas

Si j'ai déjà vu mon gynécologue ou ma sage-femme, je ne tarde pas à pratiquer les différents examens prescrits : sérologie de la toxoplasmose, de la rubéole et de la syphilis, recherche d'agglutinines irrégulières (RAI), détermination de mon groupe sanguin, etc. C'est important pour adapter mon suivi de grossesse.

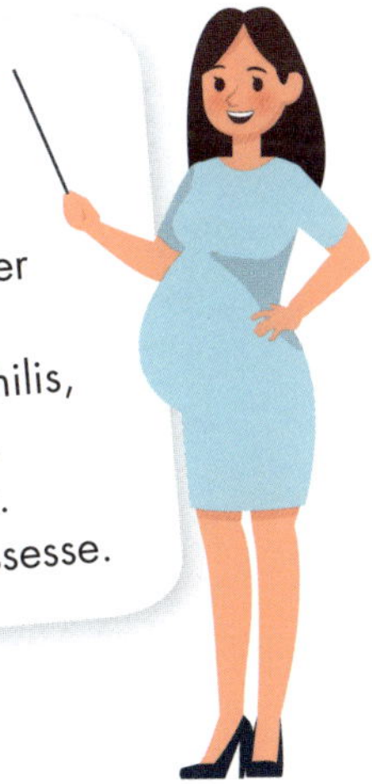

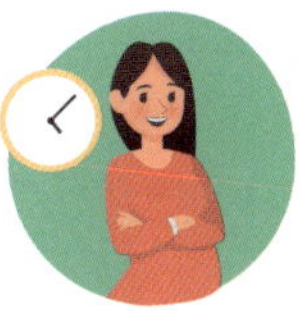

Je prends le temps de...

Je tiens un journal de grossesse où noter mes différentes impressions, ma courbe de poids, des idées de prénom, la réaction du papa, coller des photos, etc. Ce sera un merveilleux souvenir pour notre enfant. Ce livre de bord peut aussi m'aider à organiser son arrivée : *to-do list*, listes d'achats, idées de DIY, photos d'inspiration pour la déco de sa chambre, etc. Je fais en quelque sorte un *bullet journal* pour ma grossesse.

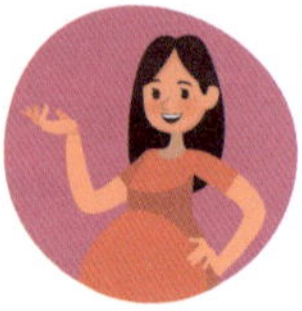

Et si...

Je suis déjà maman et me demande quand annoncer la nouvelle à mon aîné ? Il n'y a pas de règle en la matière, tout dépend de son âge, de son caractère. S'il se pose des questions car il ne me sent pas comme habitude, je lui dis la vérité. Sinon, j'attends la première échographie. Lors de l'annonce, j'essaie de ne pas m'excuser, ni de le rassurer plus que nécessaire s'il n'éprouve pas d'inquiétude, car cela risquerait finalement d'en faire naître chez lui ! Et le plus important : être convaincue au plus profond de moi qu'avoir un frère ou une sœur est une véritable chance. Mon grand/ma grande ressentira ces *good vibrations* !

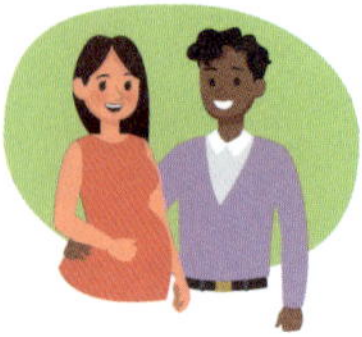

Avec mon entourage...

Au travail, avec ma petite mine et/ou mes allers-retours aux toilettes, certains collègues se posent des questions. Leur dire ou pas ? C'est à moi de décider en fonction de mes relations avec mes collègues, mais aussi de mes conditions de travail. Il ne faudrait pas que je prenne de risques en portant des choses lourdes par exemple. Je veille simplement à ne pas commettre d'impair : mon supérieur doit apprendre ma grossesse directement de moi, et non d'une tierce personne ou de bruits de couloir.

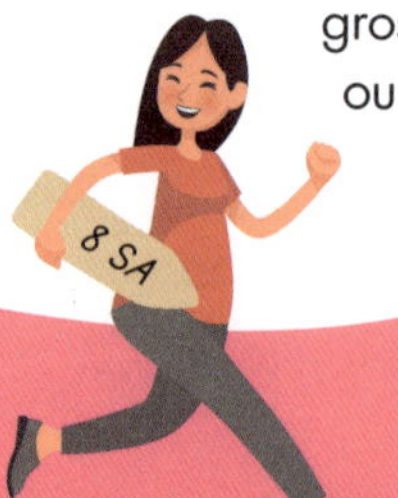

Je n'oublie pas de remplir mon petit calendrier des évènements agréables et d'apprécier ma chance : je suis enceinte !

Mon autocoaching

Comment je me sens :

Les jolis moments de ma semaine :

Mes questions :

Ma to-do list :

Mes notes :

Une phrase que j'aime :

« »

Semaine de grossesse 6 (8 SA)

Six semaines après la fécondation, mon utérus a la taille d'une orange et mon bébé celle d'un grain de riz. Mais dans ces quelques millimètres, il se passe déjà beaucoup de choses !

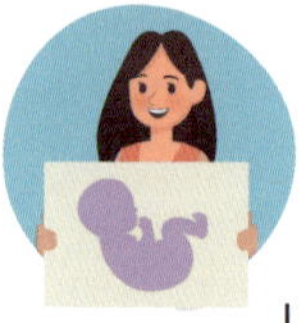

Mon bébé grandit

Mon bébé mesure 10 à 14 mm. C'est minuscule, et pourtant, les ébauches de ses différents organes sont là. Les traits de son visage se dessinent, ses bras et ses jambes s'allongent, sa colonne vertébrale se forme. Son sexe est encore indifférencié, mais les cellules sexuelles primitives apparaissent déjà en fonction de la programmation génétique qui s'est jouée dès la fécondation. L'ovule apporte toujours un chromosome sexuel X ; le spermatozoïde du papa un X ou un Y. Si c'est un spermatozoïde portant un X qui a gagné la course, notre bébé aura les chromosomes sexuels XX : ce sera une fille. Si c'est un spermatozoïde Y, il portera la paire XY : ce sera un garçon.

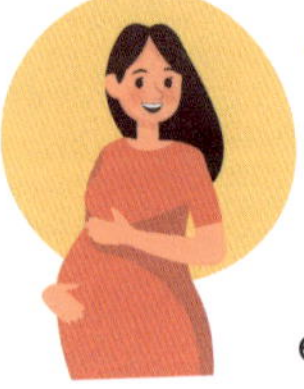

Mon corps change

Mon utérus remonte petit à petit vers mon nombril et s'oriente vers l'avant. Il a désormais la taille d'une orange et appuie sur ma vessie. Résultat : j'ai souvent envie d'aller aux toilettes ! Mais il n'est pas encore assez développé pour faire apparaître un petit ventre. J'ai hâte… Nausées et fatigue sont en revanche bien présentes ou viennent d'apparaître. Si je n'ai aucun de ces symptômes, je peux me considérer comme chanceuse et surtout, je ne m'en inquiète pas. Chaque femme est différente.

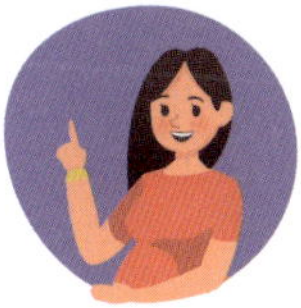

Je fais attention à moi

Je sais ce que maman (ou belle-maman) va me dire : à son époque, on ne faisait pas attention à tout cela ! Mais je préfère être prudente et éviter les aliments susceptibles de transmettre la listériose : lait cru, fromages au lait cru, charcuterie artisanale, viande crue ou fumée, poissons et coquillages crus, graines germées. Pour limiter l'exposition au méthylmercure, toxique pour le développement cérébral du bébé, j'évite les poissons d'eau douce (espadon, marlin...). Pour les poissons gras, je privilégie les petits (sardine, hareng, maquereau) qui accumulent moins de toxines que les gros (thon, saumon).

Je n'oublie pas

D'ajouter dans mon sac à main quelques indispensables : un sac plastique en cas de vomissement intempestif, des pastilles à la menthe, une petite bouteille d'eau, un en-cas sain (fruits secs, fruit frais, tartines craquantes au seigle complet...), une solution hydroalcoolique, ma carte Vitale, ma carte de groupe sanguin, une liste de numéros à contacter en cas d'urgence (gynéco, sage-femme, maternité...).

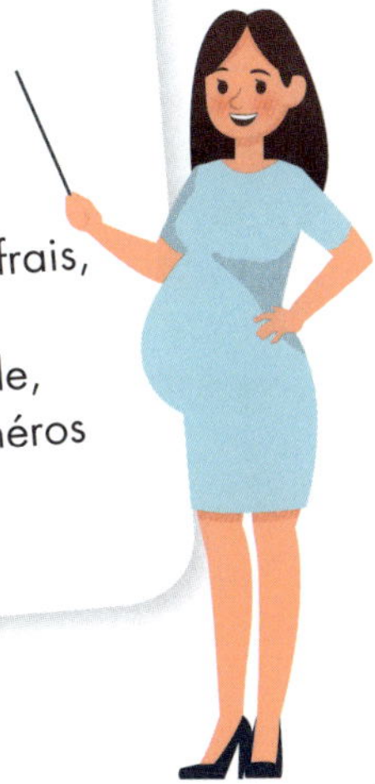

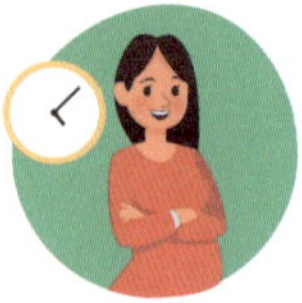

Je prends le temps de...

Afin d'éviter les infections alimentaires, je nettoie mon réfrigérateur une fois par semaine. Je remplace l'eau de Javel (qui dégage des vapeurs toxiques) par un produit nettoyant écologique (labels Nature & Progrès, Ecocert, NF Environnement...) ou je fabrique mon produit nettoyant en mélangeant dans un vaporisateur 3 volumes d'eau avec 1 volume de vinaigre blanc.

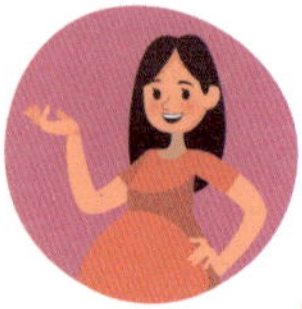

Et si...

Je ne suis pas immunisée contre la toxoplasmose ? Je vais devoir prendre quelques précautions : bien cuire ma viande, l'acheter surgelée si je tiens à la manger saignante (la congélation maison ne tue pas le parasite), laver soigneusement les fruits, légumes, herbes aromatiques, rincer la salade toute prête, bien me laver les mains si je jardine et, si j'ai un chat, confier le nettoyage de la litière au futur papa. Je vais également devoir faire une sérologie (prise de sang) tous les mois.

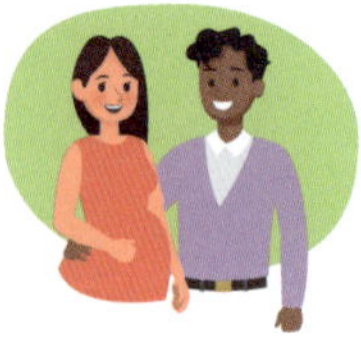

Avec mon entourage...

Depuis que j'ai appris ma grossesse, je regarde un peu différemment ma mère. Alors que je serais bientôt à mon tour maman, je m'interroge : quelle mère ai-je eu ? Ai-je peur de lui ressembler ou au contraire, est-elle un modèle pour moi ? Ces interrogations font partie du processus de maturation psychique de la grossesse.

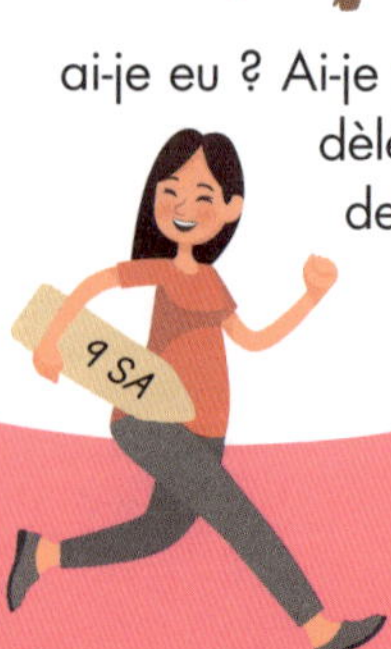

Je l'avoue : j'attends avec impatience la première échographie, la fin des nausées, l'heure de la grande annonce... En attendant, je profite du moment présent.

Mon autocoaching

Comment je me sens :

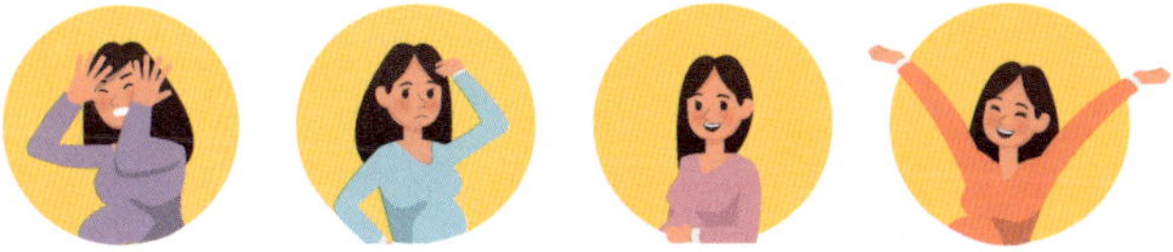

☐ ☐ ☐ ☐

Les jolis moments de ma semaine :

....

....

....

Mes rêves :

....

....

....

....

Mes notes :

....

....

....

....

....

....

....

Une belle pensée qui m'a traversé l'esprit :

« ....

....

....

....

.... »

Semaine de grossesse 7 (9 SA)

Mon bébé est désormais capable de « bouger », mais je ne perçois pas ces mouvements. Il me faudra patienter plusieurs semaines pour ressentir les fameuses « petites bulles » dans le ventre.

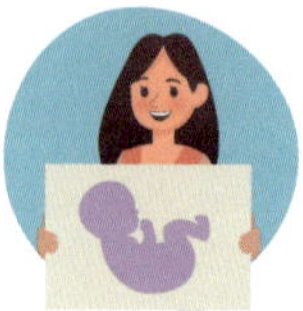

Mon bébé grandit

Sa croissance s'accélère : il mesure désormais entre 17 et 22 mm. Son apparence générale est encore celle d'un petit « haricot », mais il s'en éloigne petit à petit en se redressant. Ses bras et ses jambes s'allongent et à leur extrémité se forment les ébauches des doigts et des orteils. Ses organes continuent leur formation : le cœur se cloisonne en deux parties, le foie et l'intestin poursuivent leur croissance si vite qu'ils forment une bosse sur son petit ventre. Et grande nouveauté : mon bébé bouge, mais il s'agit pour l'instant d'infimes mouvements réflexes, impossibles à percevoir.

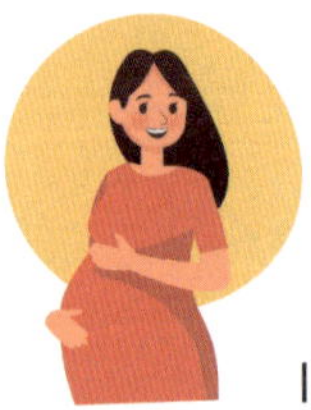

Mon corps change

Mon utérus se développe et cela peut entraîner quelques tiraillements dans le bas-ventre. Rien de grave : ce sont les muscles et ligaments qui travaillent. Il m'arrive aussi d'avoir la tête qui tourne ou une grosse baisse d'énergie. Il s'agit peut-être d'une hypoglycémie. Sous l'effet des fortes sécrétions de progestérone et d'œstrogènes, des changements ont lieu au niveau des mécanismes de régulation de la glycémie et cela peut en effet favoriser les hypoglycémies.

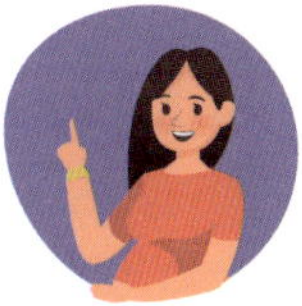

Je fais attention à moi

Pour prévenir les hypoglycémies – et les fringales et coups de pompe qui vont avec – j'évite les aliments à index glycémique (IG) élevé (sucrerie, pain blanc, etc.) et je privilégie ceux à IG bas ou moyen. Au menu : fruits et légumes, céréales complètes, pain au levain, légumineuses… Un exemple de petit déjeuner à IG bas : un porridge de flocons d'avoine. Dans une petite casserole je fais chauffer 40 g de flocons d'avoine (bio de préférence) et 190 ml de lait de vache ou végétal. J'agrémente au choix de miel, sirop d'agave, banane, cannelle… Les fibres de l'avoine sont en outre excellentes contre la constipation… qui peut-être me concerne déjà !

Je n'oublie pas

De me constituer une « pochette grossesse » dans laquelle je vais rassembler tous mes résultats d'examens, ordonnances, livret d'information sur la maternité, etc. Par ailleurs, je ne tarde pas à prendre rendez-vous pour ma première échographie qui doit être réalisée entre 11 et 13 SA + 6 jours. Les cabinets sont parfois débordés !

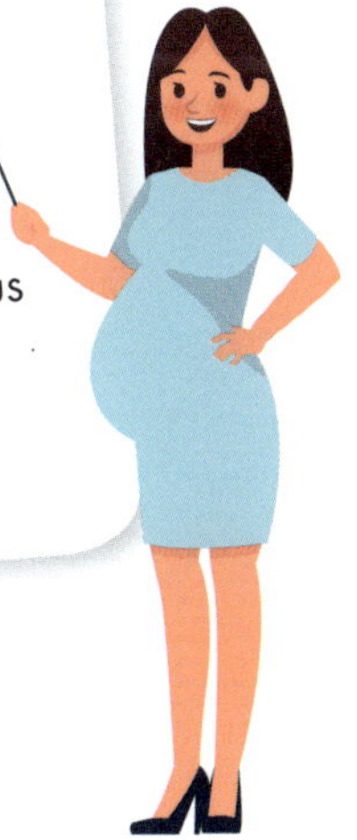

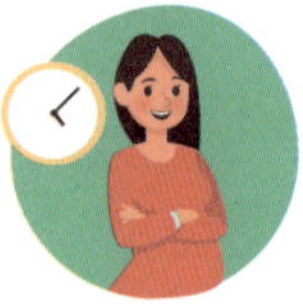

Je prends le temps de…

Faire un peu de sport, sauf contre-indications médicales (rares à ce stade). Les bénéfices sont nombreux : une meilleure forme physique bien sûr, mais également la prévention du diabète gestationnel, du risque de dépression durant la grossesse et même une plus grande activité cérébrale chez le nouveau-né, selon une étude de l'université de Montréal de 2017. Marche, natation, gymnastique douce, yoga prénatal, vélo d'appartement : je choisis parmi ces pratiques phares de la grossesse. Je veille cependant à adapter mon rythme car l'essoufflement arrive plus vite en raison de l'augmentation de ma masse sanguine.

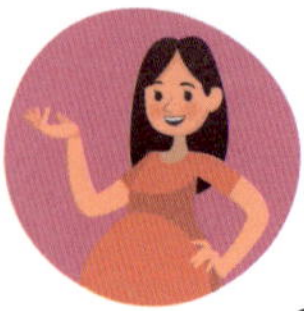

Et si…

J'ai des saignements ? Je ne panique pas, il ne s'agit pas forcément d'une fausse-couche. Mais par principe, je consulte face à tout saignement durant la grossesse. Il s'agit peut-être d'un petit hématome dit décidual, qui se résorbera le plus souvent spontanément.

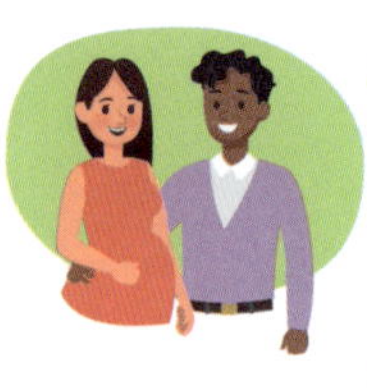

Avec mon entourage…

Je l'avoue : je ne suis pas un exemple de patience en ce moment. Collègues, sœur, amies, compagnon… ils subissent parfois mes sautes d'humeur. Je ne culpabilise pas, je suis sûre qu'ils comprendront.

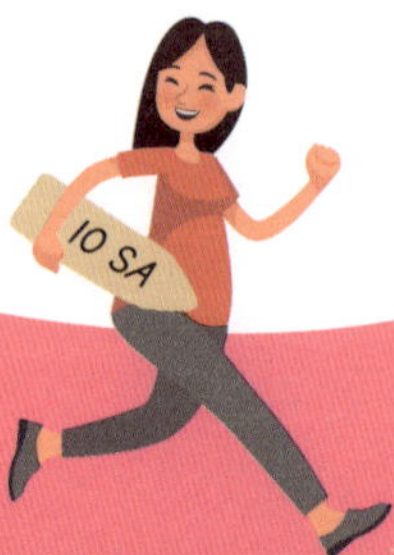

La grossesse n'est pas une maladie, mais je ne suis pas au top de ma forme. Je me ménage un peu !

Mon autocoaching

Comment je me sens :

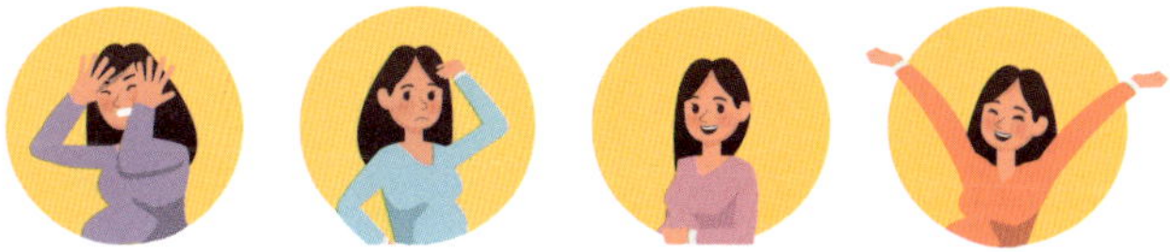

☐ ☐ ☐ ☐

Les jolis moments de ma semaine :

Mes envies :

Mes notes :

Une phrase tendre de mon compagnon :

« »

Semaine de grossesse 8 (10 SA)

À ce stade, je ne porte plus un embryon mais un fœtus. Mais pour moi, c'est déjà mon « bébé ». Et il poursuit activement son développement.

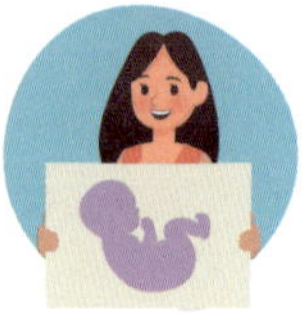

Mon bébé grandit

Il mesure désormais 3 cm, soit la moitié de mon pouce. Tout ou presque est déjà là pour former un petit être humain. En effet, à la fin de ce second mois, la mise en place de la quasi-totalité de ses organes internes va s'achever. De petits détails commencent même à apparaître : les doigts et les orteils sont bien dessinés, son visage continue de se modeler et dans sa bouche, les bourgeons de ses futures dents de lait sont en place. Mais pour l'heure, impossible de savoir s'il s'agit d'une fille ou d'un garçon.

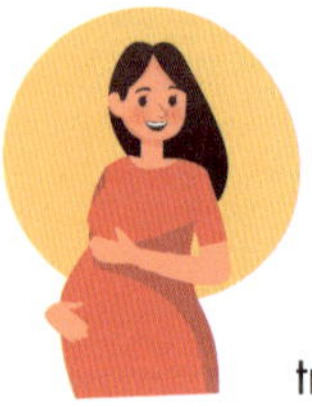

Mon corps change

Ma balance affiche un ou deux kilos de plus ? C'est raisonnable, mais je fais tout de même attention car la prise de poids est souvent plus rapide les deuxième et troisième trimestres. Il ne s'agit pas de me priver, encore moins de me mettre au régime, simplement de manger équilibré et sain. Mon objectif si j'ai un IMC normal (entre 18,5 et 25) : une prise de poids totale de 11,5 à 16 kg. En cas de surpoids modéré (IMC entre 25 et 30), 7 à 11,5 kg. En cas d'obésité (IMC > 30), entre 6 et 10 kg seulement. Si j'ai un IMC inférieur à 18,5, il me faudra prendre un peu plus de poids (entre 12,5 et 16 kg) pour subvenir aux besoins de mon bébé.

Je fais attention à moi

Dans ma tête, les émotions se bousculent : je suis heureuse et en même temps inquiète face à ce grand changement qui se profile dans notre vie. Et la fatigue, les nausées, les hormones n'aident pas ! Cela fait quelques temps déjà que j'entends parler de méditation, la grossesse est peut-être le moment idéal pour m'y mettre. Je commence par ce petit exercice simple : le scan corporel. Allongée confortablement, les yeux fermés, je respire profondément puis je passe en revue une à une chaque partie de mon corps, de bas en haut. Je peux aussi m'initier avec une application : *Petit Bambou, Pleine conscience, Zenfie, Méditer avec Christophe André...*

Je n'oublie pas

Dans le privé, je suis uniquement tenue d'annoncer ma grossesse à mon employeur avant mon départ en congé maternité, mais dans les faits, mieux vaut le faire bien en amont pour qu'il puisse organiser mon remplacement. Cela me permet de bénéficier de certaines dispositions légales, notamment d'une protection contre le licenciement (sauf faute grave de ma part) jusqu'à 10 semaines après la naissance. Le Code du travail m'autorise également à m'absenter pour mes consultations prénatales et mon compagnon peut m'y accompagner à trois reprises.

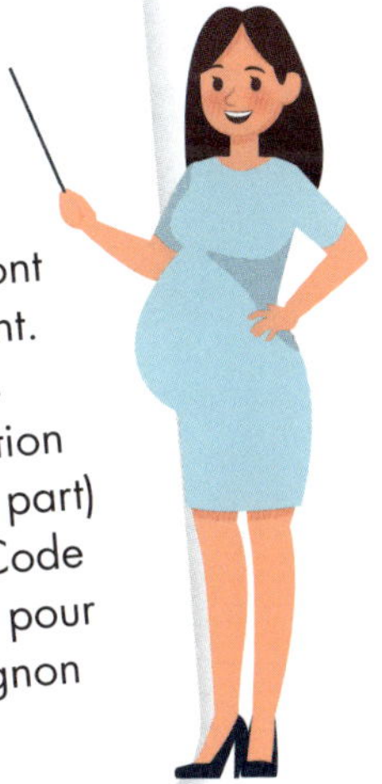

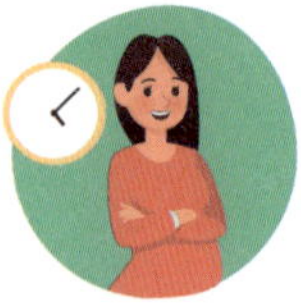

Je prends le temps de...

Je vérifie ma convention collective. Certaines prévoient des aménagements supplémentaires pour les futures mamans : horaires aménagés, congé maternité plus long, maintien de salaire durant le congé maternité, etc.

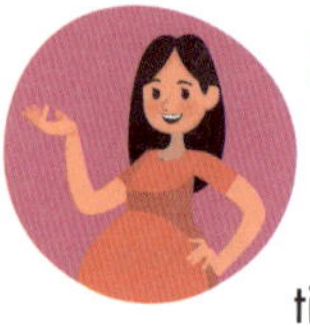

Et si...

Je travaille la nuit, j'ai un emploi avec des tâches physiques ou qui m'expose à des produits toxiques potentiellement dangereux pour mon bébé ? La loi m'autorise à demander une mutation temporaire en cas de pénibilité de mon activité. Peu importe la mutation, mon salaire ne peut être diminué. Et si mon employeur ne me trouve pas de poste, je peux bénéficier d'une suspension de mon contrat de travail.

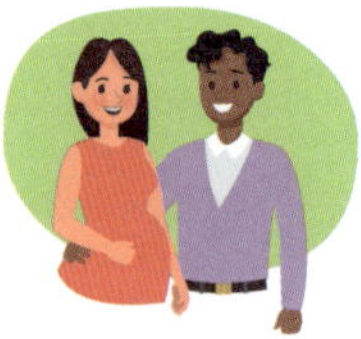

Avec mon entourage...

Je suis partagée entre le désir de dévoiler ma grossesse et celui d'attendre la première échographie qui confirmera que tout va bien. Presque par « superstition »... Comme toute transition, cette situation n'est pas des plus agréables mais il ne reste plus que quelques semaines... D'ici là, j'écoute ce que mon cœur et mon instinct me dictent.

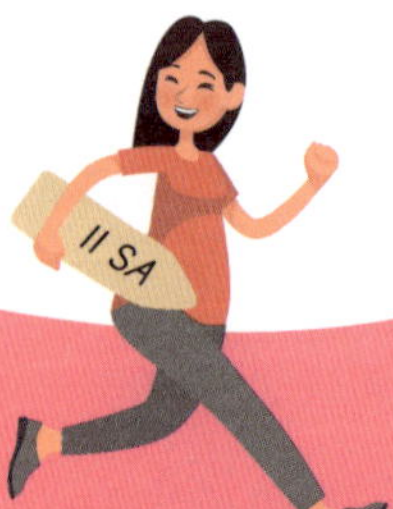

La semaine prochaine j'entame mon troisième mois de grossesse. Enfin !

Mon autocoaching

Comment je me sens :

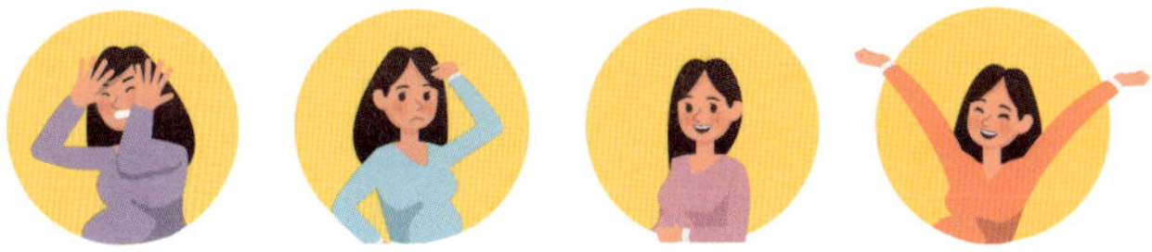

Les jolis moments de ma semaine :

Mes priorités :

Ce que je peux laisser de côté :

Mes notes :

Une phrase que je dis à mon bébé :

« »

Mon job

Les petits trucs en plus

Sur mon bureau

Une bouteille d'eau pour m'hydrater tout au long de la journée.
Fortement minéralisée (Contrex®, Hépar®, Quézac®, Rozanna®) si je suis constipée ou en manque de magnésium (fatigue, crampe, paupière qui tressaute, stress…).

Pour m'asseoir correctement (le dos bien droit et non avachi)

Une petite marche sous mes pieds et un coussin derrière mon dos.
Ou, en remplacement des deux, une « galette »

(à titre indicatif : http://www.clicpulse.fr/-physiomat/physio1.jpg).

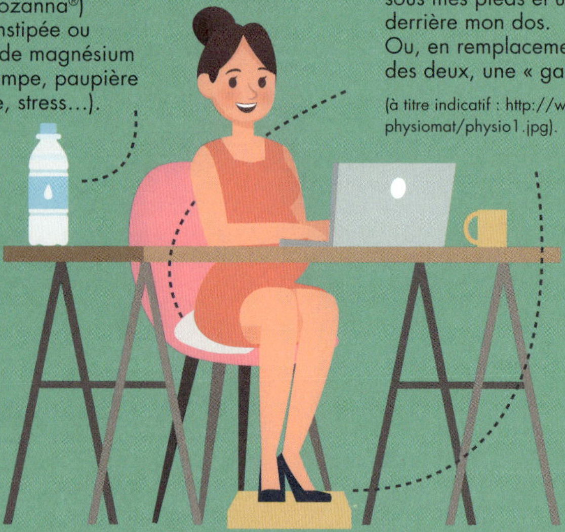

Mes gestes qui sauvent

1. **En cas de dos et/ou de bas-ventre qui tire :** l'étirement assis. Je pose mes avant-bras sur le bureau, je les croise, puis je pose mon front dessus. Je recule mon fauteuil (attention à ne pas tomber s'il est sur roulettes !) et j'étire mon dos.
2. **En cas de stress ou de nervosité qui monte :** la respiration zen. Assise bien droite, je pose une main au-dessus de la poitrine et l'autre en dessous du nombril. J'inspire par le nez profondément et j'expire par la bouche. Seule la main posée sur le ventre doit bouger. À répéter jusqu'à sentir le calme revenir.

Dans mon tiroir

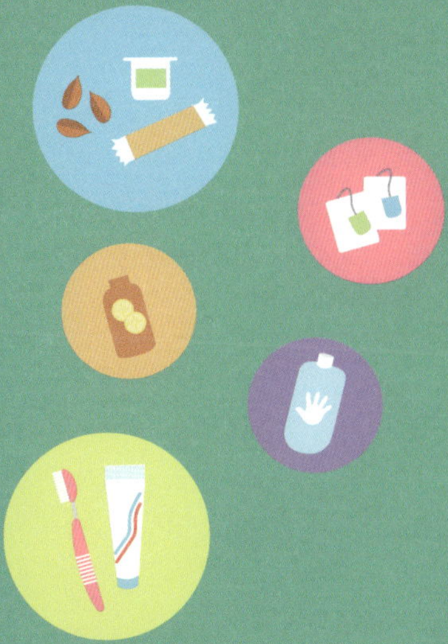

Un en-cas sain pour ne pas me ruer sur le distributeur (compote, fruits frais, amandes, noix, etc.).

Des sachets de tisanes pour remplacer le café (« jambes légères » si je souffre de jambes lourdes, verveine si je suis stressée, mélisse ou menthe si je digère mal).

Un gel hydroalcoolique pour désinfecter régulièrement mes mains afin d'éviter les infections.

Une brosse à dents et du dentifrice (pour retrouver une haleine fraîche après d'éventuelles nausées).

Mes droits

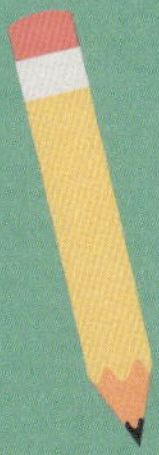

- ☐ Ce n'est pas obligatoire, mais **je préviens mon boss à la fin du premier trimestre**, avec lettre en recommandé A/R, en indiquant la date de mon départ en congé mat' (avant qu'il ne soit mis devant le fait accompli devant mon gros ventre !).
- ☐ **Je vérifie dans ma convention collective** les dispositions pour les futures mamans.
- ☐ **Je peux aller à mes consultations prénatales** obligatoires sur mon temps de travail, mais pas aux séances de préparation à l'accouchement.

À l'approche du congé mat'

- ☐ **Je range** mon bureau, mon ordi, etc.
- ☐ Par mail, **j'informe** mes interlocuteurs de mon congé mat' et présente mon/ma remplaçante.
- ☐ **Je note** au fur et à mesure toutes les infos pour guider mon/ma remplaçante.
- ☐ **J'appelle** de temps en temps durant mon congé mat'.
- ☐ **Je pars sereine :** la loi me garantit de retrouver mon poste à mon retour.

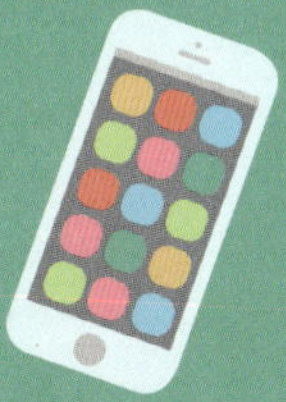

« Quand je parle de toi, je dis mon bébé.
Mais pour moi, tu es unique,
et je voudrais trouver un mot
qui ne désigne que toi.
Alors j'ai quelques petits noms :
ma petite crevette, mon têtard.
Un jour, je n'aurais plus besoin
de chercher une expression
pour te définir, je te regarderai
et je saurai que tu es le seul. »

3e mois

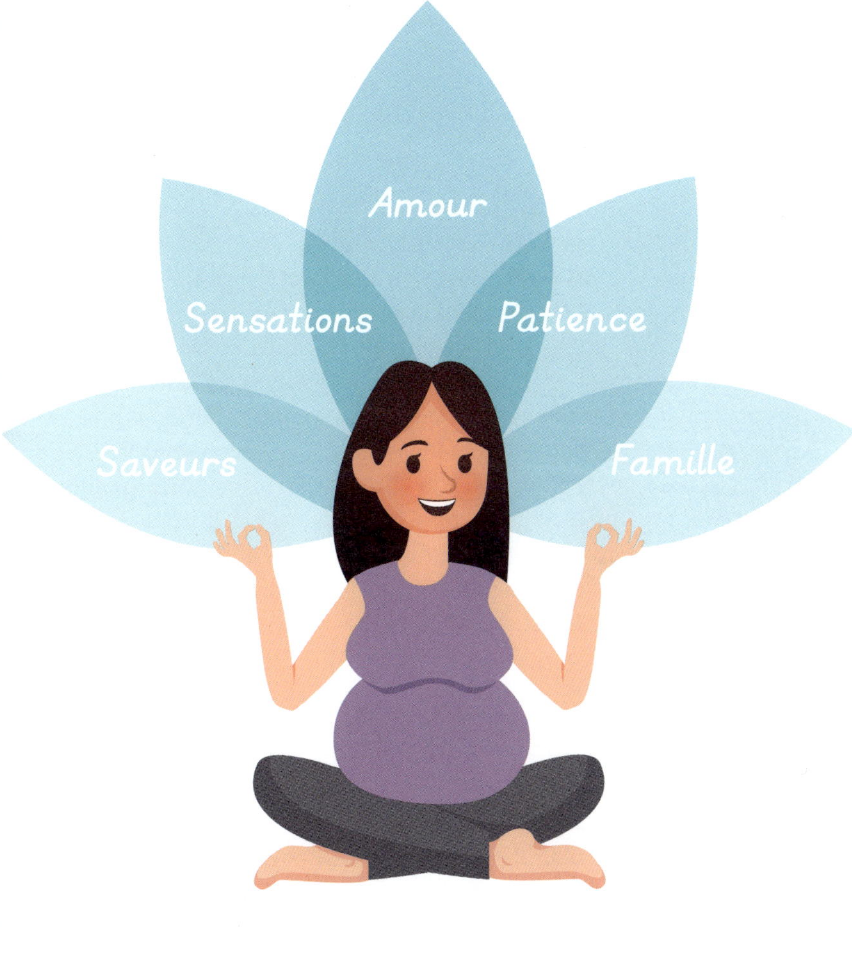

Semaine de grossesse 9 (11 SA)

Dans ces 4 petits centimètres, les principaux organes de mon bébé sont en place. Sa tête est encore très volumineuse par rapport au reste de son corps, mais petit à petit elle se redresse.

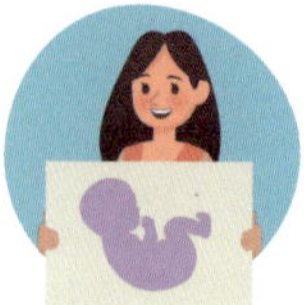

Mon bébé grandit

La première échographie qui doit avoir lieu entre 11 SA (cette semaine donc) et 13 SA + 6 jours va permettre de définir plus précisément l'âge de mon bébé grâce à la mesure de sa taille et de sa tête. On vérifiera également sa bonne vitalité, mais aussi le nombre d'embryons. Qui sait, j'attends peut-être des jumeaux ?! Sa clarté nucale (petit espace derrière la nuque) sera également mesurée si je souhaite faire le dépistage de la trisomie 21. Ses voies génitales sont désormais bien différenciées, mais le sexe à proprement parler n'est pas encore formé. Certains échographistes se risquent à donner un pronostic selon l'inclinaison du tubercule génital (le futur sexe), mais il est plus sage de patienter jusqu'à la seconde échographie pour être sûre…

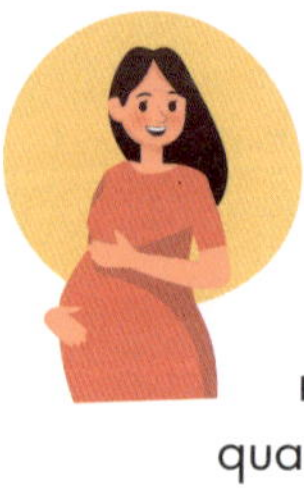

Mon corps change

Mon utérus a désormais la taille d'un gros pamplemousse (et bientôt la catégorie des agrumes ne suffira plus pour la comparaison !). Je commence à avoir du mal à fermer mon jean… À ce stade de la grossesse, un quart de ma masse sanguine est acheminé vers mon utérus et ses annexes. Cette augmentation, couplée à la dilatation des vaisseaux sous l'effet des hormones, peut entraîner de légères chutes de tension, surtout lorsque je me lève trop vite. Premier réflexe lorsque cela m'arrive : m'asseoir ou m'allonger afin d'éviter une chute. Si cela m'arrive souvent, j'en parle à mon gynéco ou à ma sage-femme. Et j'écoute mon corps qui me dit de me ménager un peu…

Je fais attention à moi

Il est temps de me faire plaisir en investissant dans quelques vêtements de grossesse. Je choisis soigneusement un jean de grossesse confortable mais bien coupé, qui m'accompagnera avec style jusqu'à la naissance de mon bébé… et sûrement quelques semaines après. Je me fais plaisir avec quelques tops sympas, des petites robes et j'en profite pour m'acheter des soutiens gorges adaptés, sans armatures de préférence et avec de larges bretelles. Opération maintien renforcé pour préserver ma poitrine !

Je n'oublie pas

De faire la prise de sang pour
le dépistage combiné de la trisomie 21.
Le dosage des marqueurs sériques
doit en effet avoir lieu entre 11 et 13 SA.

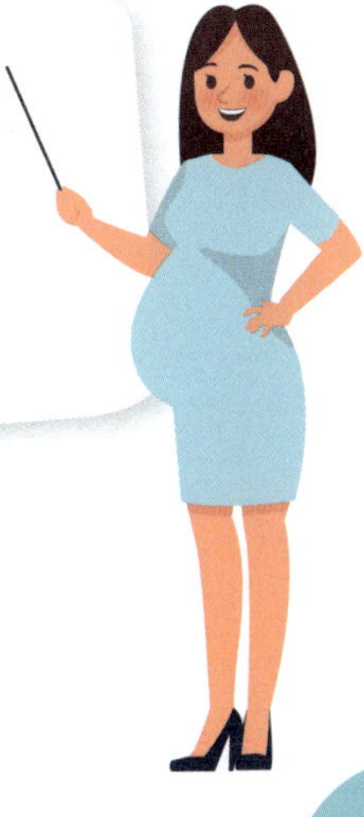

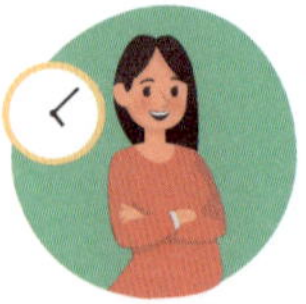

Je prends le temps de...

Je commence à réfléchir à mon projet de naissance si je souhaite en faire un. Livres, associations, forums : je m'informe sur l'accouchement, afin de définir ce qui me tient à cœur pour la naissance de notre enfant, plutôt que de faire un copier-coller d'un projet de naissance trouvé sur Internet. Je mène idéalement cette réflexion avec le futur papa qui pourra ainsi plus facilement trouver sa place le jour J.

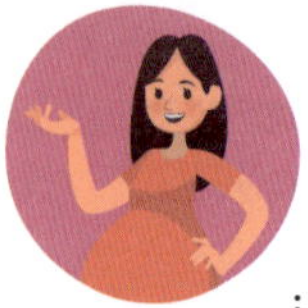

Et si...

Je n'ai pas envie de faire le dépistage de la trisomie 21 ? Je suis tout à fait en droit de refuser. Tout comme je peux ne pas vouloir faire d'amniocentèse si le dépistage combiné montre un risque élevé, ou encore recourir à une interruption médicale de grossesse (IMG) s'il s'avère que mon bébé est porteur d'une trisomie 21. C'est notre choix, nos convictions.

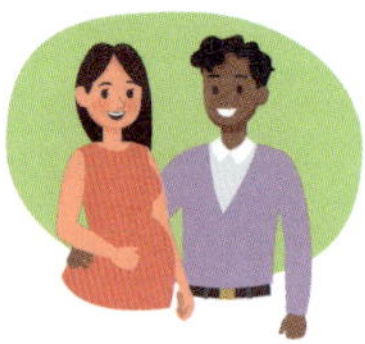

Avec mon entourage...

À l'approche de l'échographie, je suis peut-être stressée, angoissée. Le futur papa ne comprend pas trop cette anxiété. Je ne lui en veux pas et j'essaie de prendre ses bonnes ondes.

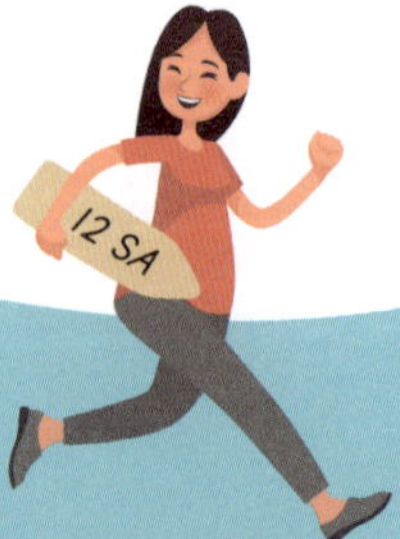

Je compte les jours jusqu'à l'échographie !

Mon autocoaching

Comment je me sens :

☐ ☐ ☐ ☐

Les jolis moments de ma semaine :

Mes rêves :

Mes doutes :

Mes notes :

Une phrase que le papa m'a dite :

« »

Semaine de grossesse 10 (12 SA)

Petit à petit, la tête de mon bébé se redresse et sur son visage, les traits humains sont maintenant bien reconnaissables.

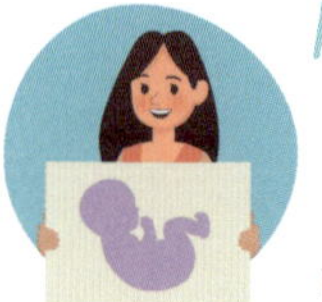

Mon bébé grandit

Mon bébé mesure désormais 7,5 cm. Ses organes internes poursuivent leur développement. Grâce à ses muscles qui se forment petit à petit, il est capable de bouger mais il ne s'agit pour l'heure que de mouvements réflexes, imperceptibles. Son système nerveux est en effet en cours de formation : dans son cerveau, les neuroblastes, cellules qui donneront par la suite les neurones, se multiplient à vitesse grand V.

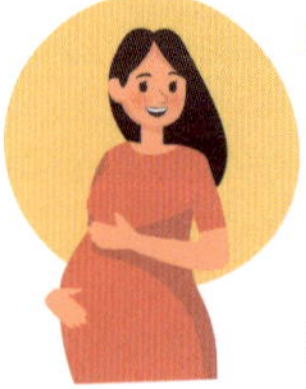

Mon corps change

Nausées, fatigue et coups de blues sont encore parfois au rendez-vous, mais ils devraient bientôt disparaître. Peut-être même ont-ils déjà commencé à s'atténuer. Ouf ! En revanche, il m'arrive de me sentir essoufflée en montant les escaliers. C'est normal : mon cœur tourne à plein régime en raison de l'augmentation de mon volume sanguin. Mes reins sont eux aussi fortement sollicités, car ils doivent éliminer, en plus de mes déchets, ceux de mon bébé. Pour leur faciliter le travail, je veille à boire suffisamment tout au long de la journée. C'est le geste de prévention numéro un contre les infections urinaires, fréquentes durant la grossesse.

Je n'oublie pas

Ma première échographie (mais je l'attends depuis si longtemps, peu de risques que je la rate !). Avant l'examen, j'évite de mettre de la crème sur mon ventre : cela risque de gêner la propagation des ondes et donc la qualité des images. En revanche, pas de problème pour une huile végétale pure (coco ou amande douce par exemple).

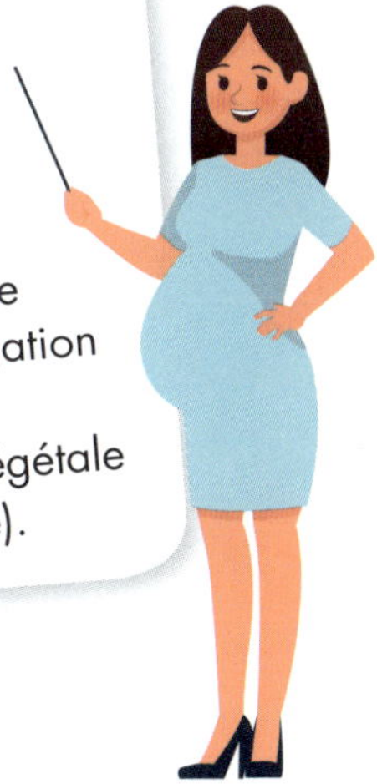

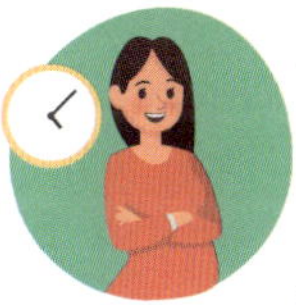

Je prends le temps de...

Me presser une orange, un citron, un pamplemousse afin de faire le plein de vitamine C, essentielle à mon système immunitaire un peu en berne durant la grossesse. J'en trouve également dans le persil, le poivron, le kiwi, la mangue, etc. Toujours pour booster mon immunité, je veille à mes apports en zinc. J'en trouve dans le bœuf, les graines de sésame et de citrouille, le poulet, les légumineuses (lentilles, pois chiches…).

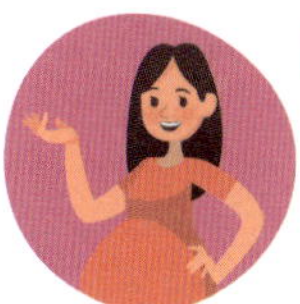

Et si...

Ce sont des jumeaux ? Nous venons de le découvrir à l'échographie, mais tout s'est joué lors de l'ovulation ou de la fécondation. S'il s'agit de « faux jumeaux », il y a eu émission de deux ovules, chacun fécondé par un spermatozoïde. Leur patrimoine génétique est donc différent : ils peuvent être de même sexe ou de sexe différent et se ressembleront comme des frères et sœurs. Dans le cas de « vrais jumeaux », un seul ovule a été fécondé par un spermatozoïde. C'est ensuite que se divise l'œuf en deux œufs au patrimoine génétique identique.

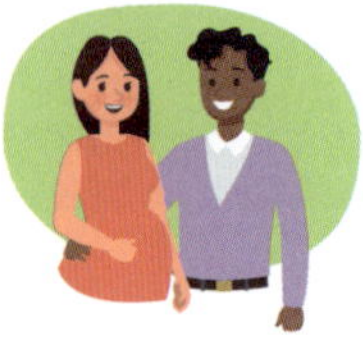

Avec mon entourage...

Je suis impatiente de partager la bonne nouvelle avec tout le monde, sauf, peut-être, avec cette amie de longue date qui depuis deux ans n'arrive pas à tomber enceinte... J'ai peur que l'annonce de ma grossesse ne la rende triste. En même temps, je ne peux pas la lui cacher. Mieux vaut que je lui annonce moi-même avant qu'elle ne l'apprenne par une tierce personne. Et finalement, je suis sûre qu'elle sera heureuse pour moi.

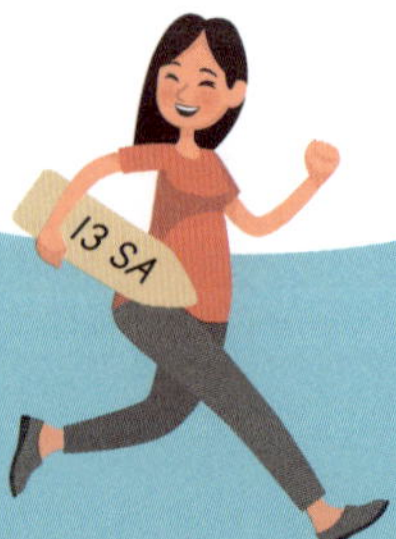

Jusqu'à présent, ma grossesse était un peu abstraite, mais les choses se concrétisent avec l'échographie et mon ventre qui prend un peu de volume.

Autocoaching Première échographie

Comment je me sens :

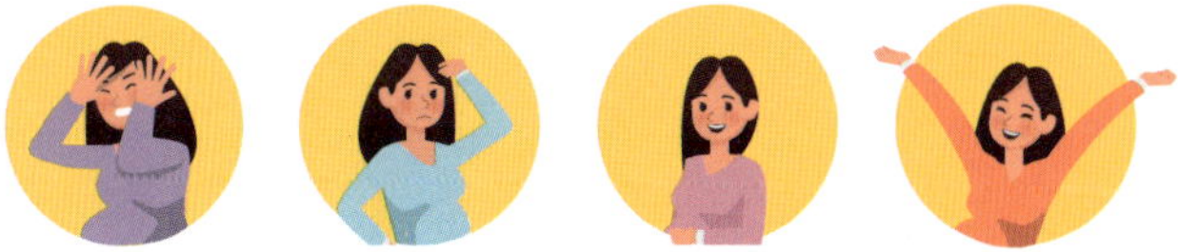

☐ ☐ ☐ ☐

Ce que j'ai imaginé avant l'échographie :

Ce que j'ai ressenti en voyant mon bébé sur l'écran :

Ce qu'a dit le médecin (ce que j'ai retenu) :

Mes notes :

Un petit détail de cette journée (la météo, ma tenue, une musique qui passait à la radio...) :

Semaine de grossesse 11 (13 SA)

Alors qu'il ne mesure même pas 10 centimètres, le squelette de mon bébé commence à se former. Et ses sourcils à pousser, déjà !

Mon bébé grandit

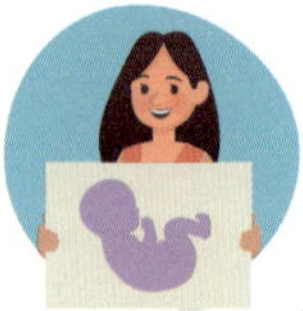

Dans ces quelques 8 cm, son squelette apparaît avec la formation de ses premiers os. Son visage continue de se dessiner. Ses premiers poils commencent à pousser au niveau des sourcils et ses cordes vocales se forment. Au niveau du cerveau désormais divisé en différents compartiments, la multiplication et la différenciation cellulaire vont bon train. Le placenta poursuit lui aussi son développement. Plateforme d'échange entre mon bébé et moi, il va jouer les rôles de poumons, de reins, d'intestin, de foie et de barrière de protection. Mais cette barrière n'est pas étanche à 100 %, c'est pourquoi je dois faire attention avec les médicaments et certains aliments, et éviter le tabac et l'alcool.

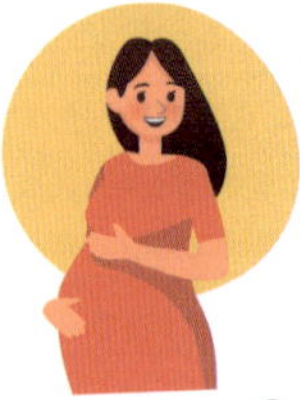

Mon corps change

Mon utérus commence à remonter vers mon nombril, libérant un peu sa pression sur ma vessie. Sur ma poitrine qui s'est épanouie, j'observe un autre changement : de petites saillies sur les aréoles. Ce sont les tubercules de Montgomery, des glandes sébacées qui s'hypertrophient et constituent des glandes mammaires rudimentaires. Ma poitrine se prépare déjà à allaiter !

Sous l'effet des hormones, mon système digestif devient un peu paresseux.

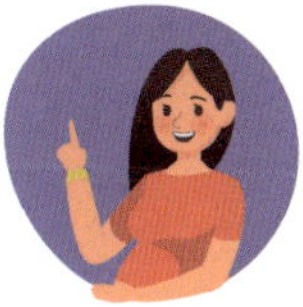

Je fais attention à moi

Pour prévenir la constipation, je veille à boire de l'eau tout au long de la journée, à consommer suffisamment de fibres (fruits et légumes, céréales complètes) et à rester active. Une petite marche quotidienne, c'est parfait ! Si la constipation s'installe, je teste ces quelques trucs : des pruneaux, du son de blé ou d'avoine (à introduire très progressivement dans l'alimentation et en petite quantité), des graines de lin (j'en broie une cuillère à soupe que je mélange à mon yaourt). En revanche, pas de laxatif sans avis médical durant la grossesse. Et dès que l'envie vient… je vais me soulager sans tarder ! Petite astuce : je mets une petite marche sous mes pieds, cette position favorise l'évacuation des selles.

Je n'oublie pas

J'envoie les différents feuillets de ma déclaration de grossesse à la CAF et à la caisse d'assurance maladie si mon gynécologue ou ma sage-femme ne l'a pas déjà fait en ligne. Je dois en effet déclarer ma grossesse avant la fin du 3ᵉ mois, pour bénéficier au plus vite de l'assurance maternité. Ensuite je n'oublie pas de mettre à jour ma carte Vitale dans une borne, à l'accueil de la Sécu ou dans les pharmacies.

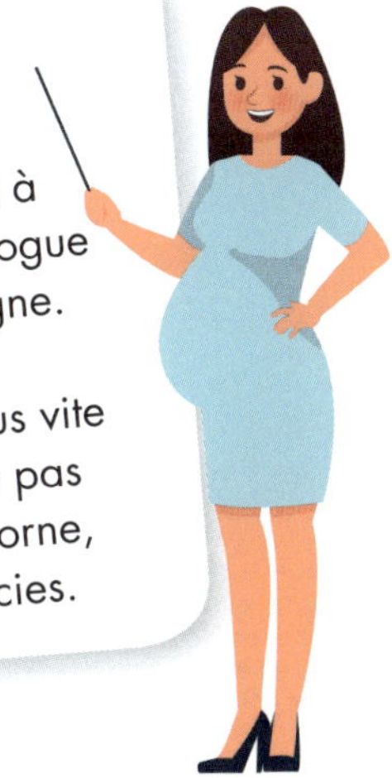

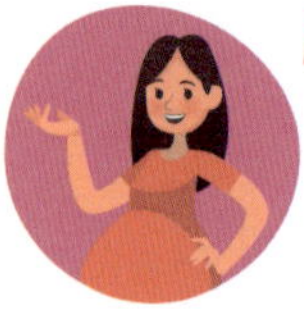

Et si...

Je souhaite faire une préparation à l'accouchement en haptonomie, yoga prénatal ou sophrologie ? Je ne tarde pas à chercher un praticien et à réserver mes séances, car ces préparations sont à débuter dès le 4e mois de grossesse – voire le 3e mois pour l'haptonomie – pour en tirer tous les bienfaits.

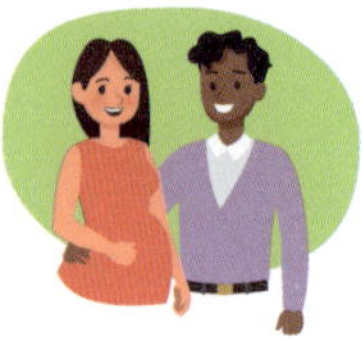

Avec mon entourage...

C'est le moment d'informer mon boss… Je redoute un peu cette annonce, comme si la grossesse était une « faute professionnelle »… Non, elle ne l'est pas, donc je déculpabilise ! Pour autant, je prends soin de choisir le bon moment pour annoncer la nouvelle à mon/ma supérieur(e) en tête à tête, dans son bureau, en lui donnant des dates précises afin qu'il puisse s'organiser au mieux.

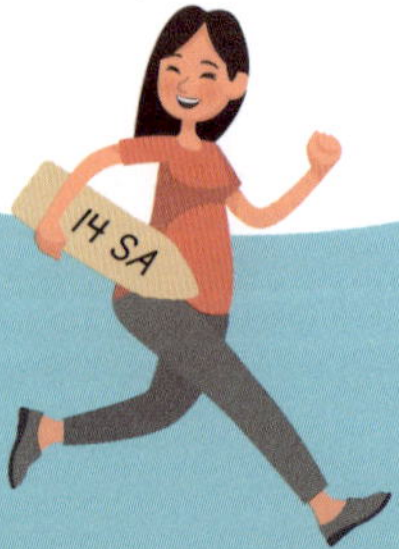

Déclaration de grossesse, annonce au travail, à l'entourage : ma grossesse a pris une dimension différente. Elle est reconnue socialement, et cela fait du bien !

Mon autocoaching

Comment je me sens :

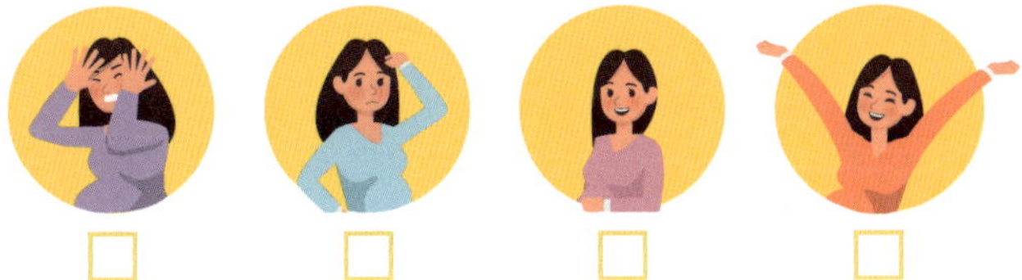

Les jolis moments de ma semaine :

Mes nouveaux goûts alimentaires :

Ce qui peut attendre :

Mes notes :

La phrase que j'ai dite à mon bébé :

« »

Semaine de grossesse 12 (14 SA)

Cela fait maintenant trois mois que mon bébé est dans mon ventre. Dernière semaine avant le second trimestre dont tout le monde me dit qu'il est le plus agréable. J'attends de voir…

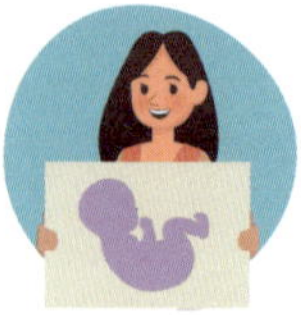

Mon bébé grandit

Ça y est : il a atteint les 10 cm ! Sachant qu'un nouveau-né mesure en moyenne 50 cm à la naissance, il va donc multiplier par cinq sa taille durant les six mois à venir. Dans son corps, tout s'allonge, mais ses bras plus vite que le reste. Ainsi, on distingue déjà l'avant-bras, le coude et les doigts dont les extrémités se durcissent pour former les ongles. Du côté de son sexe, cela se précise. Si c'est un garçon, son pénis est apparent. Si c'est une fille, ses ovaires descendent petit à petit dans son ventre. Le placenta et le cordon ombilical sont désormais fonctionnels : ils apportent à mon bébé oxygène et nutriments et permettent d'évacuer les déchets de son organisme.

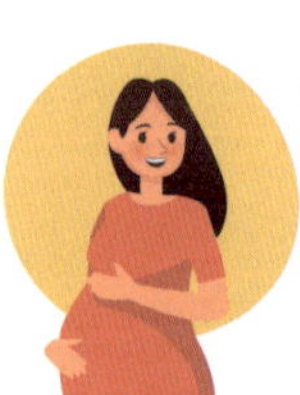

Mon corps change

Les nausées, la fatigue et autres petits désagréments du début de grossesse devraient s'atténuer pour bientôt n'être qu'un mauvais souvenir. En revanche, je note un petit changement dans ma zone… intime : des pertes blanches plus abondantes que d'habitude. Je me rassure, c'est normal et notamment dû aux modifications hormonales, encore et toujours elles. En revanche si ces pertes sont suspectes (au niveau de la couleur et/ou de l'odeur), je consulte afin de vérifier qu'il ne s'agisse pas d'une infection vaginale. Côté toilette intime, ma routine habituelle suffit. Jamais de douche vaginale, car cela risque de tuer les bactéries bienfaitrices.

Je fais attention à moi

Je veille à ma consommation de calcium. En pleine ossification de son squelette, mon bébé en est très gourmand. Je le trouve bien sûr dans les produits laitiers, mais également dans les légumes crucifères (brocoli, chou blanc, chou chinois), les eaux minérales calciques, les sardines en boîtes (avec les arêtes !), les haricots blancs, les épinards.

Je n'oublie pas

Je prends rendez-vous pour la visite du 4e mois et pour l'entretien prénatal précoce (« entretien du 4e mois »). Ce dernier n'est pas une consultation médicale mais un temps d'échange avec une sage-femme ou un médecin sur les aspects de la maternité : suivi de grossesse, préparation à l'accouchement, accouchement, organisation familiale, etc. Pour le préparer, je note les questions qui me viennent à l'esprit. Et si j'éprouve quelques difficultés, je n'hésite pas à en parler : il est important de déceler et de prendre en charge au plus tôt un mal-être.

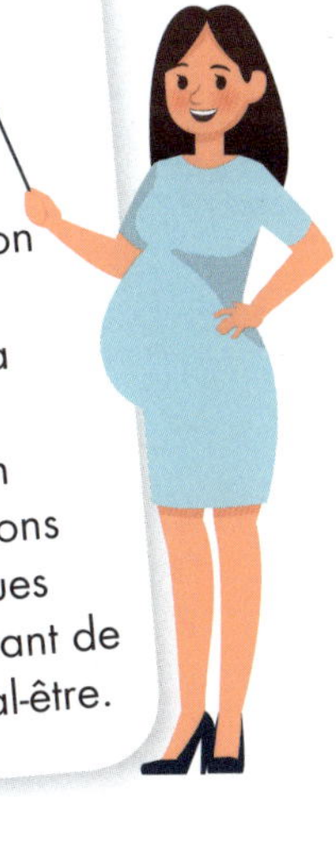

Je prends le temps de…

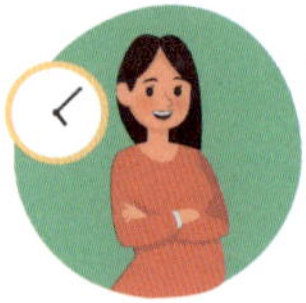

Me reconnecter à mon propre ressenti. Comme beaucoup de personnes, je vis à 100 à l'heure, j'agis et réagis en mode automatique. En cette période de profonds changements physiques, psychiques et relationnels, il est bon d'abandonner ce fonctionnement pour mieux m'adapter. Régulièrement, j'appuie sur « pause ». Il est important de ne pas m'oublier dans mon rôle de (future) maman.

Et si…

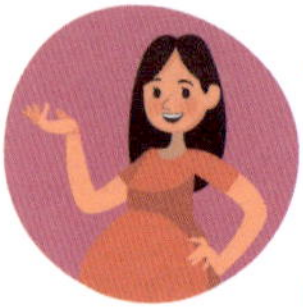

Le running, c'est ma drogue ? J'évite à partir du second trimestre, en raison de l'impact généré à chaque foulée. Je profite de la grossesse pour découvrir des sports plus doux : Pilates, yoga prénatal, aquagym. Et si je suis vraiment accro à l'endurance, je me mets au vélo d'appartement, en veillant à respecter mes sensations pour ne pas être trop essoufflée.

Avec mon entourage…

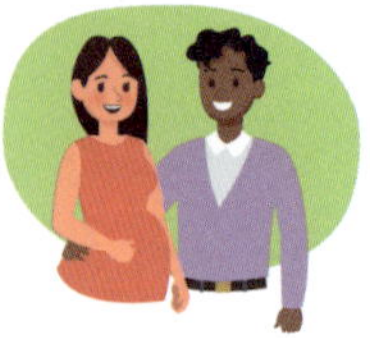

Je pensais que ma maman serait ravie de la nouvelle de ma grossesse. Pourtant, je ne la sens pas totalement comblée… Bien sûr, elle est heureuse pour moi, mais je ne dois pas oublier que l'arrivée de ce bébé va la faire entrer dans une nouvelle catégorie : celle des grands-mères ! C'est parfois un cap un peu délicat à passer.

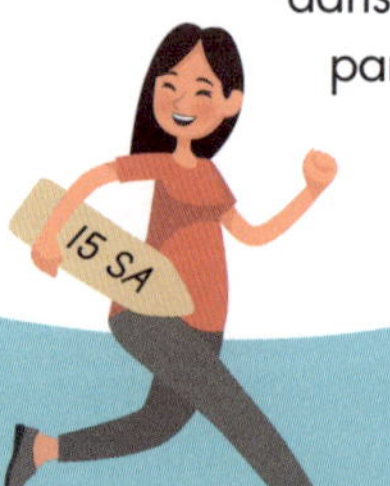

À la caisse du supermarché, dans les transports en commun, je n'hésite pas à faire valoir mon statut de « femme enceinte ». C'est mon droit !

Autocoaching Mère

Comment je me sens :

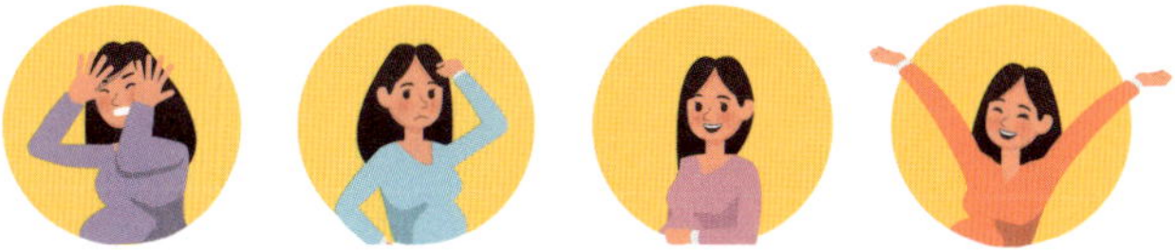

Les mamans qui m'inspirent :

Quelle mère je souhaite devenir :

Ce que j'aimerais transmettre :

Ce que je ne veux pas reproduire :

La réaction de ma mère à l'annonce de ma grossesse :

« »

Ma sexualité

La courbe de la libido

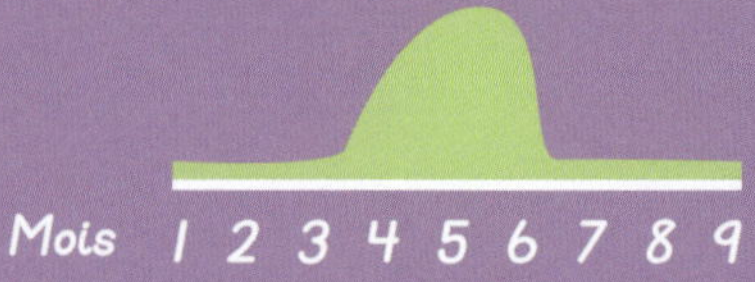

En théorie :

plat durant le premier trimestre (on s'adapte à la nouvelle, on est fatiguée, nauséeuse…), beaucoup mieux durant le second (on retrouve de l'énergie), à nouveau en baisse durant le troisième (on est fatiguée, le ventre commence à être imposant et on est centrée sur son bébé).

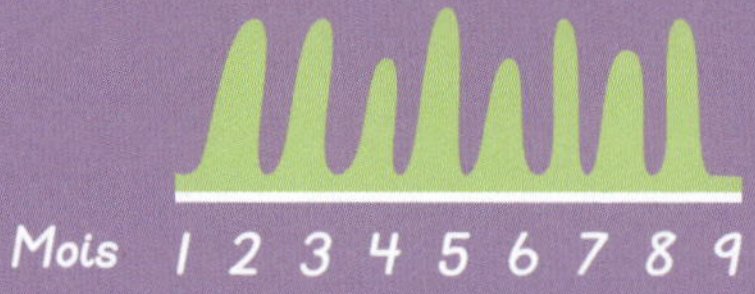

En pratique :

les montagnes russes au cours des 9 mois.

Les contre-indications aux câlins

Petits saignements en début de grossesse.

Placenta praevia.

Menace d'accouchement prématuré.

La clef : communiquer

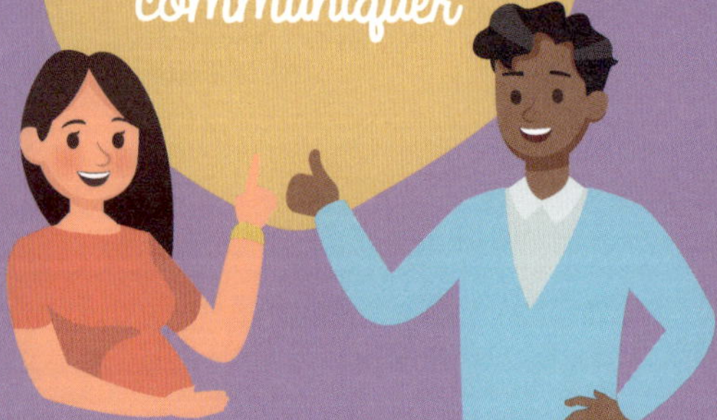

Ne pas couper le lien au sein du couple est essentiel. Si je n'ai pas envie de câlin, je le dis et j'explique pourquoi. Si, au contraire, j'ai de forts besoins ou envie de choses un peu différentes, je le dis aussi !

Le top 3 des positions

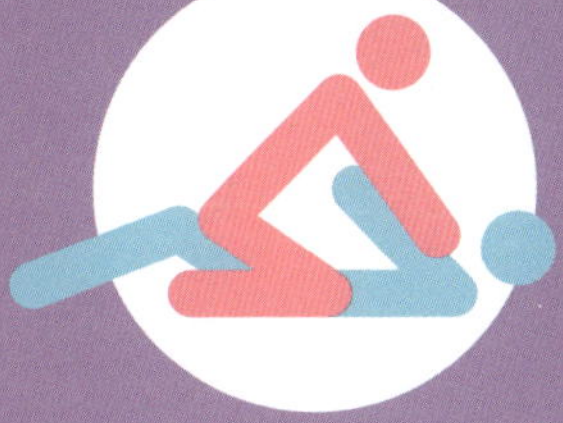

Andromaque :
c'est moi qui contrôle la situation, le rythme, le degré de pénétration.

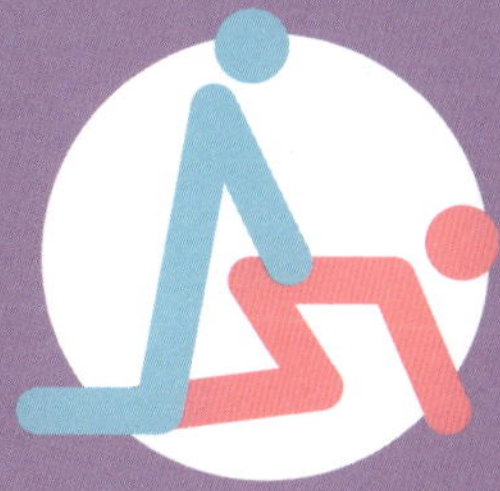

La levrette :
à adapter en fin de grossesse, avec un coussin sous le ventre.

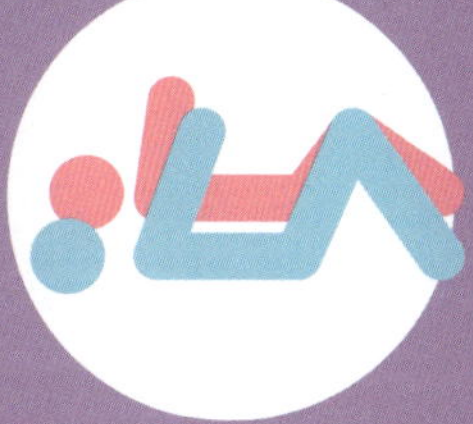

Les petites cuillères :
la position idéale en fin de grossesse. Sur le côté gauche, de préférence.

Vrai/Faux

1. Un rapport sexuel peut entraîner une fausse couche.
   ☐ vrai ☐ faux
2. Le futur papa peut toucher le bébé.
   ☐ vrai ☐ faux
3. L'orgasme peut déclencher l'accouchement.
   ☐ vrai ☐ faux

Réponses :
1. Faux. La majorité des fausses couches sont dues à des problèmes chromosomiques.
2. Faux. Le pénis peut venir contre le col de l'utérus, mais celui-ci mesure au moins 3 cm. Et dans l'utérus, le bébé est bien protégé dans la poche des eaux.
3. Faux. L'orgasme peut en effet entraîner de légères contractions et le sperme contient des prostaglandines (pro-accouchement), mais ce n'est pas suffisant pour déclencher l'accouchement.

« La nuit je rêve beaucoup.
Comme si plein de souvenirs
remontaient à la surface.
Comme s'il fallait qu'ils s'évacuent
pour te faire de la place ;
comme s'il fallait me vider la tête,
pour te faire de la place
dans mon ventre. »

4e mois

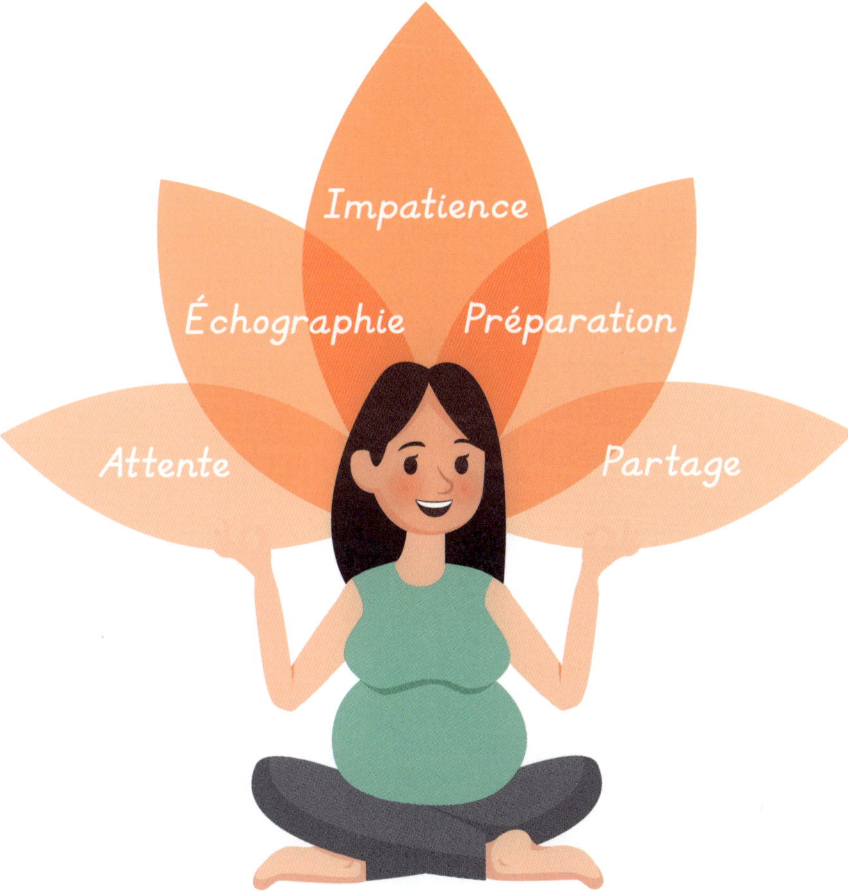

Semaine de grossesse 13 (15 SA)

Début du quatrième mois, début du second trimestre… J'ai l'impression d'avoir passé un cap et j'en suis ravie ! Une nouvelle ère commence…

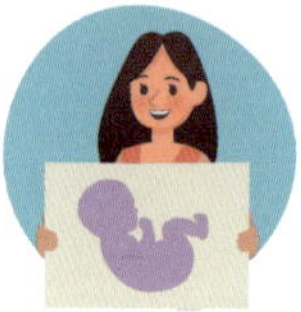

Mon bébé grandit

Mon bébé mesure 12 cm. Il vient d'achever la partie la plus délicate de son développement : l'organogenèse. Ses organes sont en place, ses fonctions essentielles sont établies. Ses muscles se renforcent, ses membres s'allongent et il poursuit activement le processus d'ossification de son squelette. Certaines de ses articulations sont fonctionnelles : ainsi, il peut fermer ses petits poings, ouvrir la bouche et effectuer le geste primordial de succion. Et il va de suite le mettre en action en avalant du liquide amniotique !

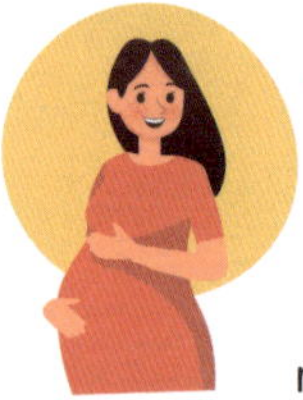

Mon corps change

Ma grossesse commence à se voir ! Mon utérus a quitté la zone pelvienne et il forme désormais un ventre légèrement rebondi. Je me sens moins fatiguée et les nausées ont disparu, ou du moins elles sont beaucoup moins fortes. En revanche, j'ai parfois la sensation d'avoir plus chaud, notamment au niveau des pieds et des mains. Cela est dû à l'augmentation de mon volume sanguin et à la dilation de mes vaisseaux sous l'effet de la progestérone. De petites veines peuvent également apparaître à la surface de ma peau, créant parfois de petites étoiles, des angiomes stellaires, qui disparaîtront après la grossesse.

Je fais attention à moi

Il est préférable de limiter au maximum les produits toxiques qui peuvent atteindre mon bébé *via* le placenta. On ne connaît pas exactement leurs effets, notamment ceux des perturbateurs endocriniens (substances qui ont un impact sur le système hormonal) sur le fœtus, mais les preuves d'une action néfaste s'accumulent… Dans la salle de bain, je prends mes précautions : je limite mes produits, je privilégie les marques bio (labels Ecocert, Cosmetique Bio, Nature & Progrès) et/ou je me mets à la cosméto maison. Sur l'étiquette, j'évite les substances suivantes : alcool, propylparaben, éthylparaben, butylparaben, phtalates (DEHP, DOP, BBP, DINP, DEP), homosalate, aluminium, phénoxyéthanol ou éther de glycol, méthylsalicylate, méthylisothiazolone (MIT), benzisothiazolinone, triclosan, formaldéhyde, ammoniaque, cyclopentasiloxane, cyclotetrasiloxane, cyclomethicone. C'est compliqué ? Je scanne mon produit avec l'appli *QuelCosmetic*, qui m'informe sur la présence de composés indésirables et sur leur niveau de dangerosité. J'en profite pour commencer à réfléchir aux soins de mon bébé !

Je n'oublie pas

Je m'inscris à la maternité si ce n'est pas encore fait. C'est également le dernier délai pour envoyer ma déclaration de grossesse.

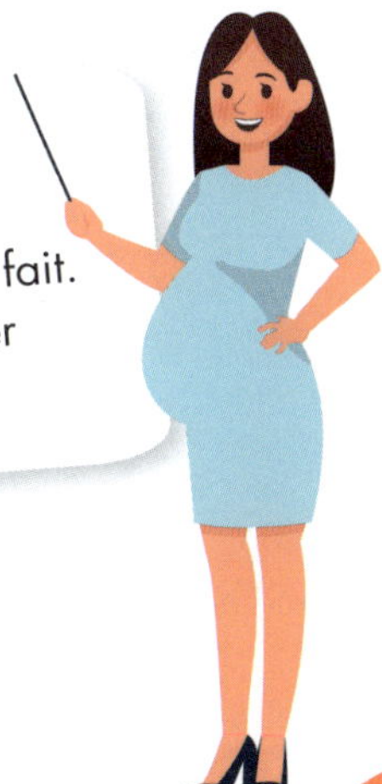

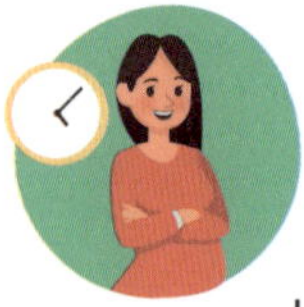

Je prends le temps de...

Je me concocte un masque beauté maison. Si ma peau est sèche, je teste ce masque hydratant : je mélange 1 c. à s. de gel d'aloe vera, 1 autre de yaourt nature et un trait de miel liquide. Je laisse poser une dizaine de minutes avant de rincer soigneusement. J'ai la peau grasse ? Dans un petit bol en verre (pas de métal avec l'argile), je mélange 1 c. à s. d'argile blanche (kaolinite) avec un petit peu d'eau. Je rajoute un filet de miel, j'applique et laisse poser quelques minutes.

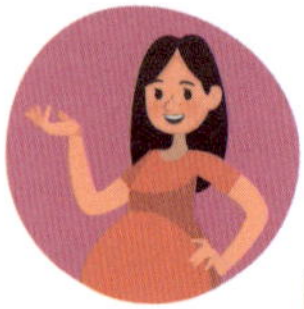

Et si...

Je suis végétarienne ? Je veille à ne pas manquer de protéines et de fer : légumineuses (lentilles, pois chiches, haricots rouges...), céréales complètes de préférence, quinoa, oléagineux (amandes, noix), seitan, flocons d'avoine, levure de bière. En revanche, je limite les produits à base de soja à un par jour. Des études ont mis avant les possibles effets indésirables des phyto-œstrogènes du soja sur le fœtus.

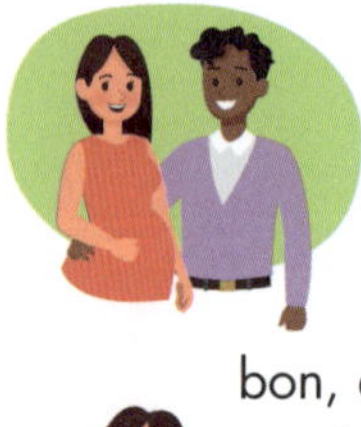

Avec mon entourage...

Les jeunes mamans de mon entourage me font part de leur expérience de la maternité... positive ou négative ! Je prends le bon, laisse de côté le moins bon, et je me fais ma propre expérience de la grossesse, unique, singulière, car c'est la mienne et non celle d'une autre femme.

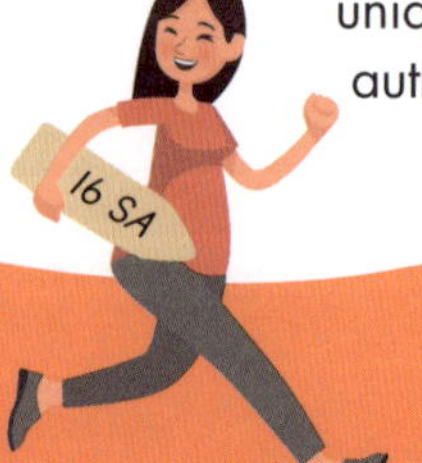

Mon second trimestre de grossesse commence la semaine prochaine. Déjà un tiers du chemin parcouru !

Mon autocoaching

Comment je me sens :

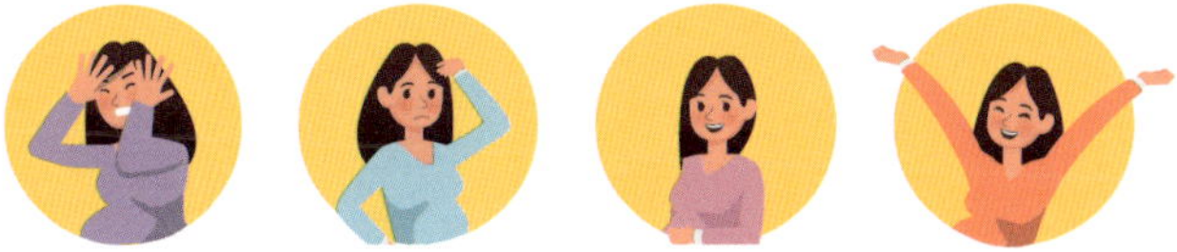

☐ ☐ ☐ ☐

Mes rendez-vous de la semaine :

Mon moment à moi :

Mes questions :

Mes notes :

La phrase d'un(e) ami(e) :

« »

Semaine de grossesse 14 (16 SA)

Mon corps s'est adapté au mode « grossesse », et de son côté, mon bébé va enclencher la vitesse supérieure.

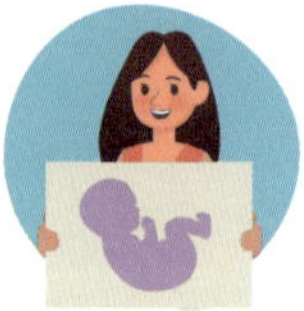

Mon bébé grandit

Mon bébé mesure 14 cm pour un peu plus de 100 g. Son corps a des proportions un peu plus harmonieuses : sa tête s'est redressée, ses jambes sont plus longues que ses bras et ses intestins commencent à réintégrer son petit ventre. Son squelette continue de s'ossifier grâce au calcium que je lui apporte. Avec ses muscles qui peuvent se contracter et se détendre, mon bébé tend ses bras et ses jambes, se retourne, mais je ne le sens pas encore faire sa petite gymnastique.

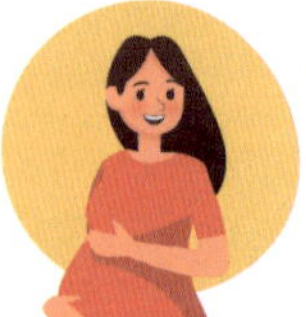

Mon corps change

Mes nausées ont disparu, je retrouve mon énergie… mais d'autres petits maux de grossesse peuvent apparaître : des brûlures d'estomac, des ballonnements, des saignements de nez… Sous l'effet des hormones – encore et toujours elles ! –, la pigmentation de ma peau peut se modifier elle aussi. L'aréole de mes seins est plus sombre et une ligne brune peut apparaître entre mon nombril et mon pubis, c'est la *linea nigra*. Ma hauteur utérine est en moyenne de 16 cm. Tous les mois, mon gynécologue ou ma sage-femme la mesurera à l'aide d'un mètre de couturière, en partant du haut de mon pubis jusqu'au haut de l'utérus. Cette mesure donne une indication sur la croissance de mon bébé, mais je ne m'aventure pas à la mesurer toute seule et à comparer les résultats avec des chiffres trouvés en ligne... Je laisse faire les pros !

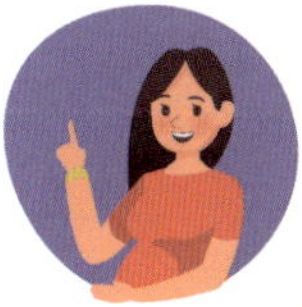

Je fais attention à moi

Pour éviter le masque de grossesse (des taches marron au niveau des pommettes, du front, du menton et du nez), dès que je m'expose au soleil, j'applique une crème solaire à indice élevé (50+) de préférence à base de filtres minéraux. Mieux encore, j'ajoute un chapeau ou une casquette. Ce masque de grossesse peut toucher toutes les futures mamans, quel que soit leur phototype.

Je n'oublie pas

9 mois = 0 alcool... mais pas 0 plaisir !
Durant ma soirée copines, je teste des recettes de cocktail sympa, comme celle du virgin mojito : 1 citron vert coupé, quelques feuilles de menthe, 1 cuillère à soupe de cassonade. J'écrase le tout, je rajoute de la glace pillée et de l'eau gazeuse.
Ou une piña colada soft : dans un blender je mixe 3 rondelles d'ananas, 15 cl de jus d'ananas, 5 cl de lait de coco et des glaçons.

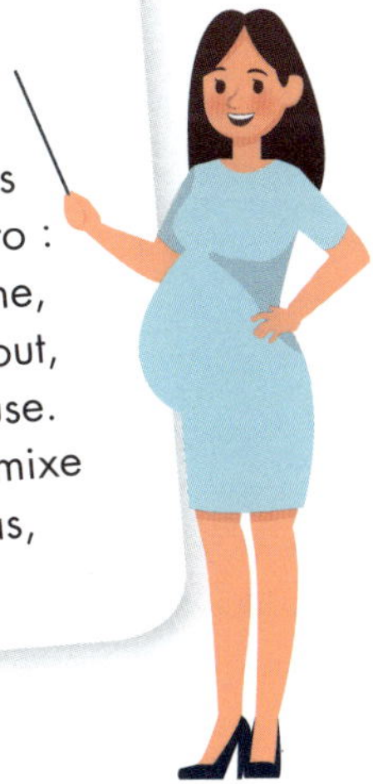

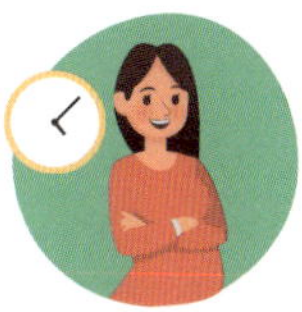

Je prends le temps de...

Si nous sommes mariés, la paternité de notre bébé est automatiquement établie. Si nous ne le sommes pas, nous pouvons faire une reconnaissance anticipée de paternité. Il suffit au futur papa de se rendre dans n'importe quelle mairie à tout moment de la grossesse, muni d'une pièce d'identité. Il ne me le dit pas, mais c'est peut-être important pour lui, symboliquement. Et juridiquement aussi !

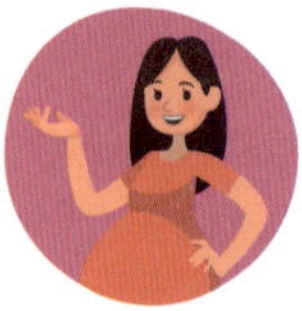

Et si…

Je présente les signes bien reconnaissables d'une infection urinaire ? Envies fréquentes d'uriner, brûlure à la miction, pesanteur dans le bas-ventre : je consulte sans tarder, car l'infection urinaire doit être prise en charge rapidement durant la grossesse. Et je me méfie : parfois, elle passe inaperçue. Je dois donc faire une analyse d'urine tous les mois.

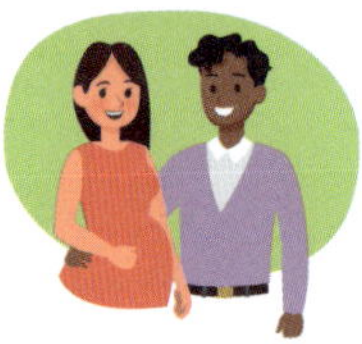

Avec mon entourage…

Depuis que je suis enceinte, je suis hypersensible, à fleur de peau et je me surprends à parler de choses très intimes : c'est la « transparence psychique ». Cette expression de la psychiatre Monique Bydlowski qualifie cet état psychique particulier – mais normal – de la future maman. Les mécanismes de refoulement s'abaissent, certaines barrières tombent et des souvenirs dont j'ignorais parfois l'existence (car bien cachés dans mon inconscient), remontent… Cela peut être douloureux, mais c'est aussi positif : durant la grossesse, la future maman est très réceptive, et certains problèmes peuvent se dénouer facilement avec une petite aide psychologique si nécessaire.

Le second trimestre est plus agréable que le premier. Il le sera encore plus lorsque je sentirai mon bébé bouger !

Mon autocoaching

Comment je me sens :

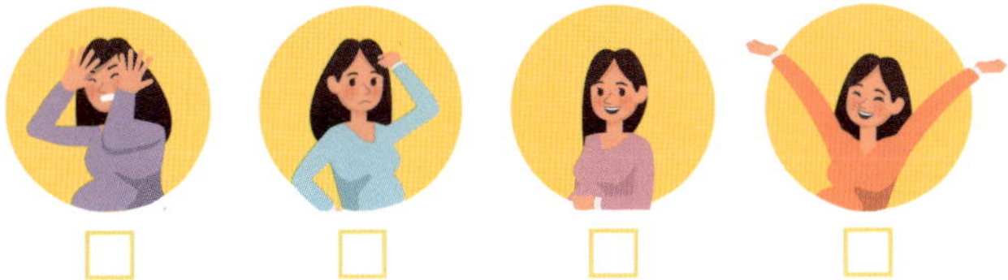

Les jolis moments de ma semaine :

Mes objectifs du moment :

Mes questions :

Mes transformations :

Un moment dont je souhaite me souvenir :

Semaine de grossesse 15 (17 SA)

Dans sa bulle de liquide amniotique, mon bébé bouge de plus en plus. C'est ainsi qu'il fortifie ses muscles et articulations.

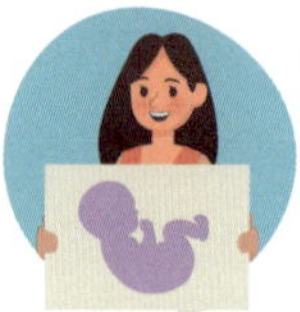

Mon bébé grandit

Mon bébé mesure 16 cm, et son petit pied, 2 ! Ses poumons sont loin d'être fonctionnels – leur maturation va se poursuivre jusqu'à la toute fin de ma grossesse – mais ils effectuent des mouvements dits pseudo-respiratoires. Il ne respire pas puisqu'il puise son oxygène dans mon sang, *via* le placenta. Il avale donc du liquide amniotique qu'il rejette ensuite. Si ce n'est pas ma première grossesse, je peux peut-être commencer à percevoir des mouvements, sous formes de petites bulles. Si c'est mon premier, il va falloir patienter encore une ou deux semaines. Mais je reste aux aguets !

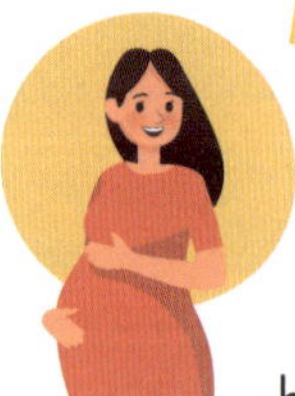

Mon corps change

Mon système cardiaque tourne à plein régime, mais mon système digestif est un peu paresseux. La faute à la progestérone qui, avec son action relaxante sur les muscles, ralentit mon transit. Remontées acides, ballonnements et constipation… J'essaie d'être attentive et de repérer les aliments qui ne me conviennent pas. Normalement, j'arbore une belle peau et de beaux cheveux. Mais mes ongles peuvent être un peu plus cassants que d'habitude. Sur ma salade, mes carottes râpées, je mets de la levure de bière.

Je fais attention à moi

Dès maintenant, je m'offre un (gros) cadeau, du moins un peu encombrant : un ballon de gymnastique ! Ce sera mon partenaire bien-être. Je peux par exemple m'asseoir dessus et faire des petits cercles pour soulager le bas du dos. Allongée par terre, sur le dos, je pose mes jambes sur le ballon pour favoriser la circulation sanguine. J'en profite pour faire des exercices de respiration pour me détendre, avec d'amples phases d'inspiration et d'expiration.

Je n'oublie pas

J'amène les résultats de mes examens – prises de sang, analyse d'urine, compte-rendu d'échographie – lors de la visite du 4e mois. Je ressortirai de cette consultation avec d'autres analyses à faire en prévention de la visite du 5e mois : recherche de protéines dans les urines, sérologie de la toxoplasmose si je ne suis pas immunisée.

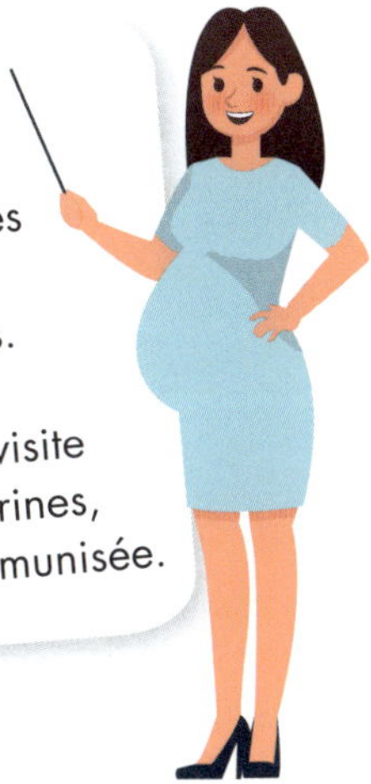

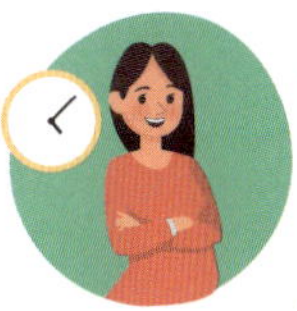

Je prends le temps de...

Je peux déjà commencer une liste de matériel de puériculture. Plus je m'y prends tôt, plus j'aurai le temps de me renseigner (auprès des copines, sur les réseaux sociaux, etc.) afin de faire les bons choix. C'est aussi l'occasion de débusquer les bons plans pour faire quelques économies. Je guette notamment les ventes privées et semaines spéciales puériculture dans les magasins spécialisés et grandes surfaces.

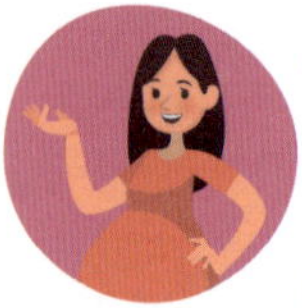

Et si…

J'ai de la fièvre ? Je garde en tête que le paracétamol est l'antipyrétique (médicament pour faire baisser la fièvre) de référence, car les AINS (anti-inflammatoires non stéroïdiens) sont à éviter durant la grossesse. Et je consulte dès que le thermomètre dépasse les 38 °C, car il ne faut pas banaliser la survenue d'une fièvre. Si la plupart des fièvres sont d'origine bénigne, certaines justifient des traitements spécifiques pendant la grossesse : infection urinaire, grippe, listériose…

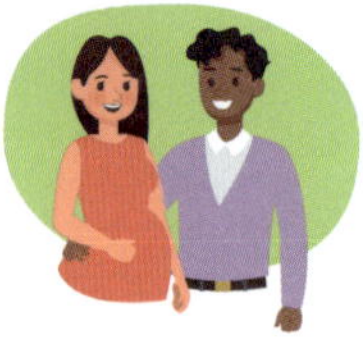

Avec mon entourage…

Mon homme a pris quelques kilos depuis que je suis enceinte ? Il fait une « couvade » ! Cela concerne bien plus d'hommes qu'on ne le pense, surtout pour un premier bébé. Selon certaines études, la couvade pourrait être liée à une baisse de la testostérone. Cela peut montrer la volonté du papa de s'impliquer dans la grossesse de sa compagne. Elle peut aussi être le témoin de ses peurs et de ses angoisses à l'idée de devenir papa, car chez l'homme aussi, la grossesse peut faire remonter des choses, notamment la relation à son propre père. Je n'hésite pas à parler de tout cela avec lui et à l'impliquer au maximum dans ma grossesse.

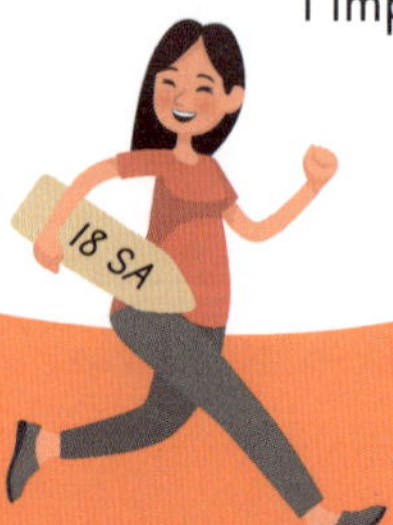

Je me sens de mieux en mieux.
Je retrouve l'envie de faire des choses.
J'en profite… mais je n'oublie pas de me ménager.

Autocoaching Animaux

Comment je me sens :

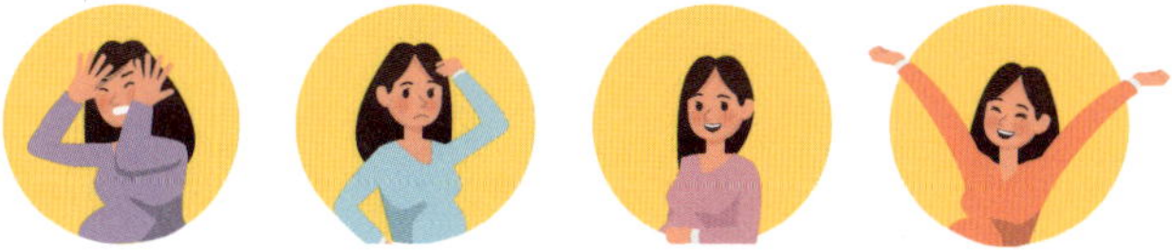

☐ ☐ ☐ ☐

Les animaux qui vivent chez moi ou que je côtoie :

Comment je prépare l'arrivée de bébé avec mes animaux :

Les règles que je vais instaurer :

La chanson que j'aime écouter :

« »

Semaine de grossesse 16 (18 SA)

En ce début de second trimestre, les différents sens de mon bébé s'ébauchent. Petit à petit, il s'éveille au monde qui l'entoure.

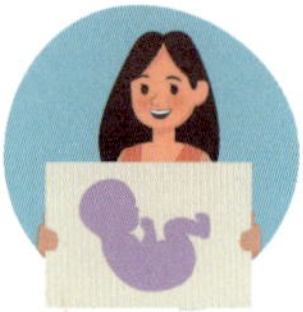

Mon bébé grandit

Il mesure presque 18 cm. Sur son visage, ses traits se précisent. Sous ses paupières encore closes, ses yeux sont formés. Les muscles de son visage étant en place, il fait différentes mimiques : froncer les sourcils, plisser les yeux, sourire… Mais il le fait de façon automatique car son cerveau, en pleine maturation, n'est pas encore capable de contrôler ses mouvements. Sur sa langue, les papilles gustatives apparaissent. Il bouge de plus en plus !

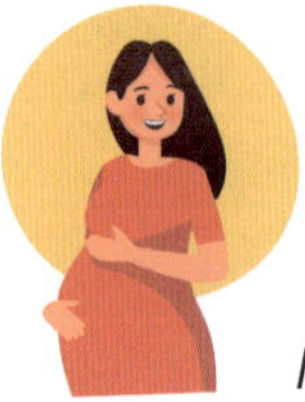

Mon corps change

Mon utérus, qui a désormais la taille d'une noix de coco (finis les agrumes !), continue de remonter dans mon ventre et atteint presque mon nombril. Mes seins se préparent déjà à allaiter : sous l'effet des œstrogènes, de la progestérone et de l'hormone lactogène placentaire, le réseau vasculaire, les acini (petites usines à lait) et les canaux lactifères se développent. Cela peut entraîner de légers picotements, voire des élancements, tout à fait naturels. Au cours du deuxième trimestre, ils vont même commencer à produire du colostrum, un liquide épais et jaune produit après la naissance et qui est très riche en nutriments.

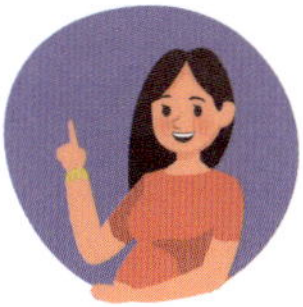

Je fais attention à moi

Je n'ai pas encore un énorme ventre, mais c'est dès maintenant que je dois le chouchouter afin de prévenir les vergetures. Tous les jours, je l'hydrate avec une huile végétale pure bio – amande douce, coco, moitié amande douce/rose musquée (ou églantier) ou calophylle – ou du beurre de karité. Je veille également à avoir de bons apports en acides gras essentiels, notamment en oméga 3 : huile de colza, huile de noix, graines de lin, graines de chia, sardines, maquereau, mâche… Une idée de recette pour un petit déj' sain : le porridge de chia. La veille au soir, verser dans un bocal hermétique (en verre, c'est mieux !) 50 g de graines de chia et 250 g de lait d'amande (ou autre lait végétal ou de vache). Ajouter une lichette de miel, fermer et secouer. Réserver au frais la nuit. Le matin, le manger tel quel ou un peu réchauffé au four à micro-ondes et agrémenter de fruits frais et/ou secs. Je teste avec de la banane et des copeaux de chocolat noir à 80 %.

Je n'oublie pas

Je prends rendez-vous
pour ma seconde échographie (déjà !)
qui doit avoir lieu vers 22 SA, soit dans un mois.

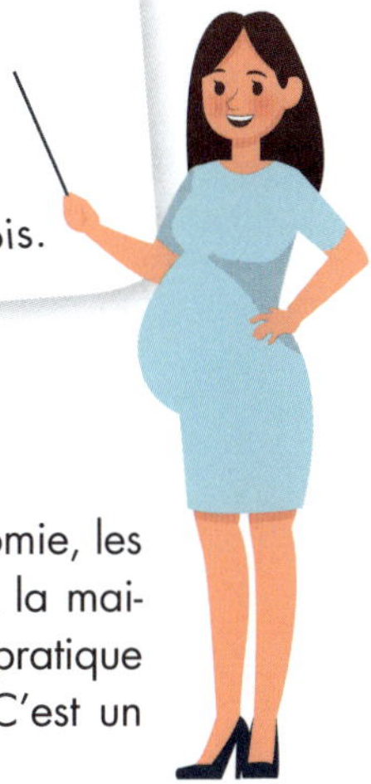

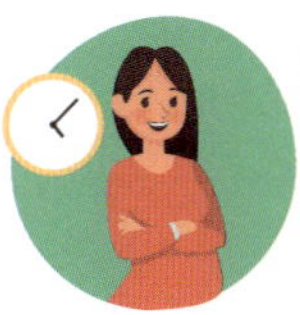

Je prends le temps de…

Si j'ai choisi une préparation en haptonomie, les séances ont normalement commencé. À la maison, j'essaie de mettre régulièrement en pratique ce que j'y apprends avec le futur papa. C'est un excellent moyen de l'inclure dans cette grossesse qu'il peut parfois avoir l'impression de vivre en tant que simple spectateur. Il ne sent rien ? Un peu de patience, cela devrait venir !

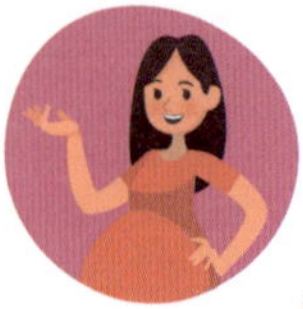

Et si...

Moi, ou le papa, avons une allergie alimentaire et nous nous demandons s'il y a quelque chose à faire pour limiter le risque chez notre bébé. Pendant longtemps, on a conseillé d'exclure les arachides et fruits à coque durant la grossesse, afin de prévenir le risque allergique chez l'enfant. Mais, selon une vaste étude américaine ayant suivi plus de 8 000 enfants et leur maman durant la grossesse, il semblerait que cela ne soit plus d'actualité. Si je ne suis pas allergique à l'arachide, aucune raison de m'en priver ! Avec modération bien sûr, car la cacahuète est calorique.

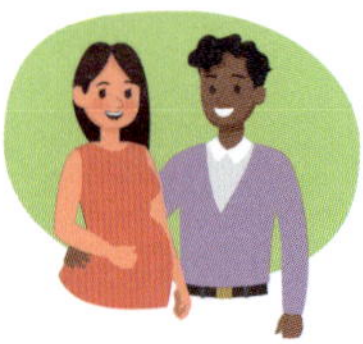

Avec mon entourage...

Cette fameuse « transparence psychique » de la grossesse entraîne cet état paradoxal : j'ai tendance à me replier sur moi et, en même temps, je suis en « appel à l'aide latent, quasi permanent » pour reprendre les mots des spécialistes. Ce n'est pas toujours facile à comprendre pour mon entourage, et surtout pour mon compagnon qui ne sait plus trop comment s'y prendre avec moi. Pourtant j'ai besoin de lui, j'ai besoin qu'il me soutienne, me contienne. Je lui explique donc… ce petit paragraphe à l'appui !

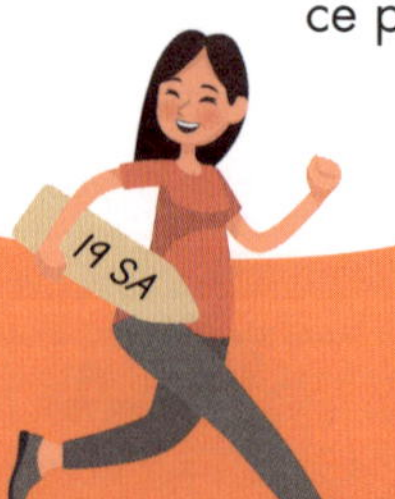

Jour après jour, semaine après semaine, je deviens maman dans mon corps, dans ma tête. Pourtant, il me reste encore tant de choses à découvrir...

Mon autocoaching

Comment je me sens :

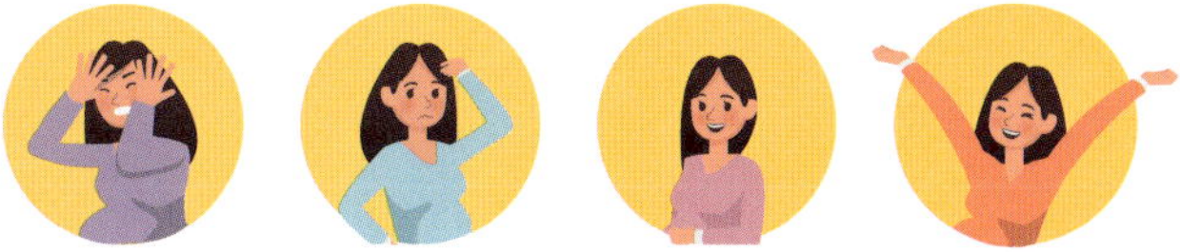

☐ ☐ ☐ ☐

Une belle pensée qui fait du bien :

....

....

....

Mes priorités :

....

....

....

Mes doutes :

....

....

....

....

....

Mes notes :

....

....

....

Le livre qui m'accompagne :

« ....

....

....

.... »

Semaine de grossesse 17 (19 SA)

Tandis qu'il bouge de plus en plus pour fortifier ses muscles et son squelette, mon bébé grandit et ses organes poursuivent leur maturation.

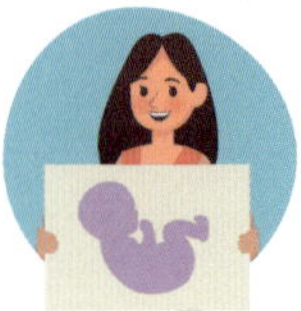

Mon bébé grandit

Son corps se recouvre d'un très fin duvet, le lanugo. Avec le *vernix caesosa*, substance cireuse blanchâtre, ce duvet protège sa peau et lui sert d'isolant thermique. Mon bébé commence à avaler beaucoup de liquide amniotique, qu'il rejette sous forme d'urine… dans le liquide amniotique ! Dans son intestin s'accumule le méconium, cette substance verte et épaisse – et un peu difficile à nettoyer m'a-t-on dit ! – qui constituera ses premières selles. Au niveau de son système nerveux, une étape importante débute : la myélinisation. Une substance graisseuse appelée myéline commence à entourer toutes les fibres nerveuses afin de favoriser la conduction de l'influx nerveux. Un peu comme une gaine plastique autour des fils électriques !

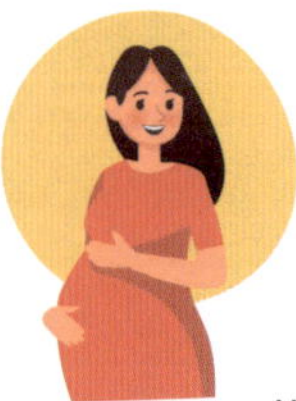

Mon corps change

Mon ventre s'arrondit. Parfois, je ressens de petites douleurs de chaque côté du bas-ventre : ce sont des douleurs ligamentaires dues à la croissance de mon utérus et à l'étirement des ligaments qui le rattachent aux os du bassin. Je peux me masser avec de l'huile végétale de calophylle, un anti-inflammatoire et antalgique doux. Il arrive que mon ventre se durcisse, mais sans douleurs : il s'agit de contractions.

L'utérus est en effet un muscle. Fortement sollicité pour grandir, il lui arrive donc de se contracter. Tant que ces contractions sont isolées et indolores, je ne m'inquiète pas.

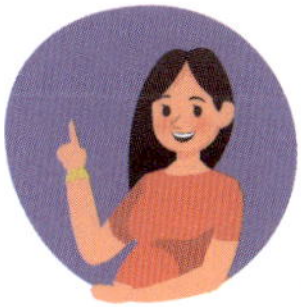

Je fais attention à moi

Je respire ! Bien sûr, je le fais continuellement, mais souvent pas correctement. Pour me déstresser, je teste ce petit exercice de respiration dite diaphragmatique. Debout, sur l'inspiration, au fur et à mesure que l'air entre dans mes poumons, mes côtes s'écartent, mon ventre se gonfle, mon dos se cambre légèrement. Sur l'expiration, l'air ressort, mon diaphragme remonte, mon ventre se dégonfle, mon dos se redresse. Je recommence 4 à 5 fois ce petit exercice tous les jours ou dès que je sens le stress monter.

Je n'oublie pas

Si je n'ai pas encore réalisé de bilan dentaire, je prends rendez-vous chez mon dentiste. Au titre de l'assurance maternité, ce bilan est entièrement pris en charge dès le début du 4e mois. Il est important de le faire, car certains problèmes dentaires peuvent avoir des conséquences sur le bon déroulement de ma grossesse.

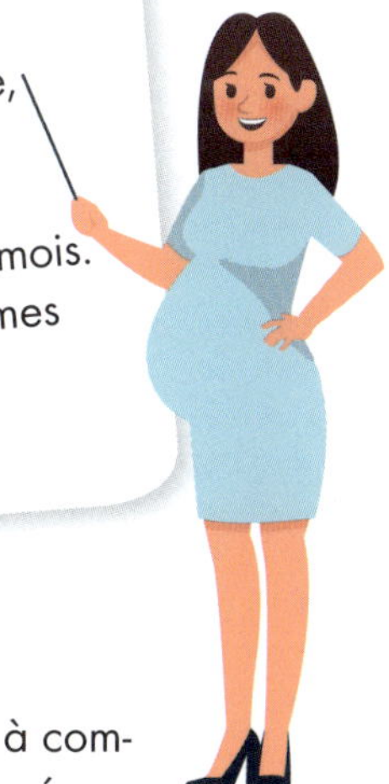

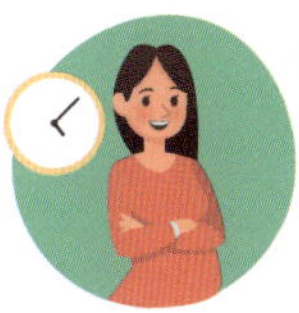

Je prends le temps de...

Il n'est jamais trop tôt pour commencer à communiquer avec mon bébé. Même sans préparation spécifique, c'est possible ! Je lui parle, je caresse mon ventre, je lui chante des chansons. Mais seulement lorsque j'en ai envie, lorsque je me sens tout à lui, connectée à mon corps. Inutile de me forcer à le faire dans les moments où mon esprit est ailleurs.

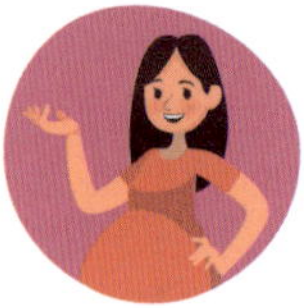

Et si...

Je suis une « migraineuse » ? Avec un peu de chance, je ferai partie des 60 à 70 % des femmes qui voient leurs migraines s'améliorer ou disparaître durant la grossesse. Si je souffre de migraines durant la grossesse, je consulte mon médecin afin d'adapter mon traitement. Les triptans sont en effet contre-indiqués pendant la grossesse. Et idéalement, j'en aurai parlé avec lui avant la conception.

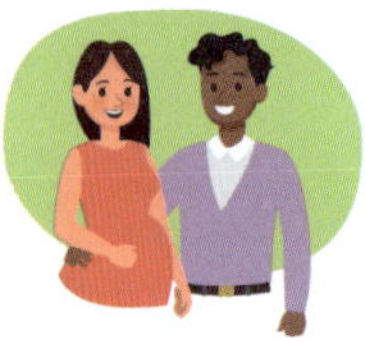

Avec mon entourage...

Je suis déjà maman et mon aîné n'accueille pas très bien ma grossesse ? Je lui laisse du temps, et surtout, je déculpabilise (si toutefois je culpabilise). Je reste sereine quant à notre décision d'agrandir notre famille, sûre de moi : bien sûr, j'aurai bien assez d'amour pour chacun de mes enfants ! De plus, je suis intimement convaincue qu'avoir un frère ou une sœur est une richesse. Mon aîné ressentira ces bonnes ondes !

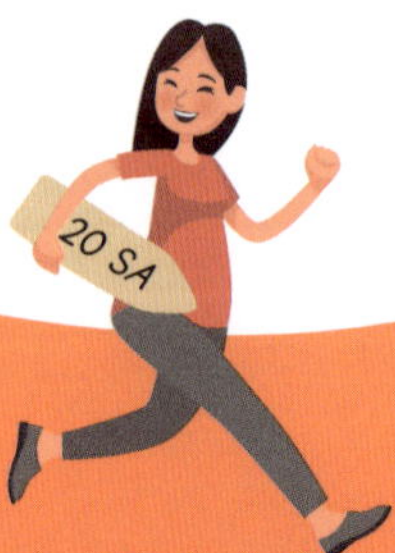

La semaine prochaine, je débute mon 5e mois ! Je suis presque arrivée à mi-parcours, déjà...

Mon autocoaching

Comment je me sens :

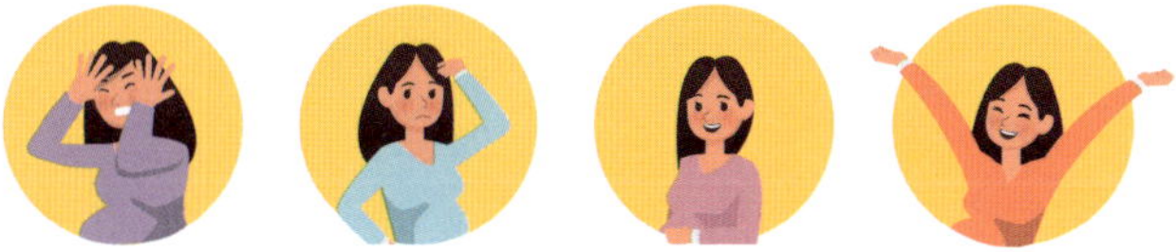

☐ ☐ ☐ ☐

Les personnes qui me font du bien :

....

....

....

Mes envies :

....

....

....

Mon moment à moi :

....

....

....

....

....

Mes notes :

....

....

....

La belle phrase d'un proche :

« ....

....

....

....

....

.... »

Ma beauté

Les bons gestes

Limiter le nombre de produits cosmétiques et privilégier la simplicité : pain de savon, huile végétale, strict minimum pour le maquillage.

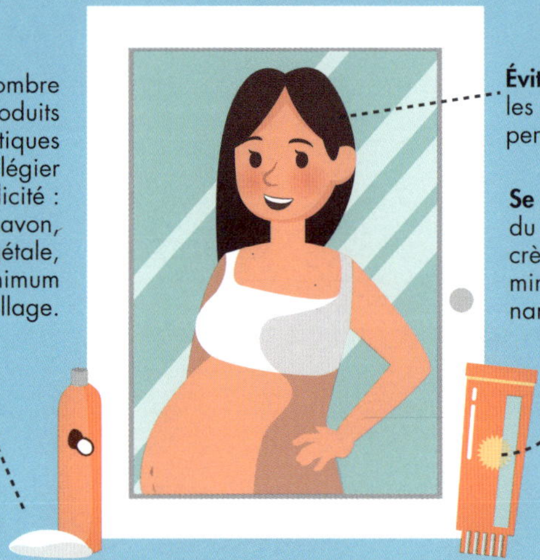

Éviter les colorations permanentes.

Se protéger du soleil : chapeau, crème solaire minérale sans nanoparticules.

Les modifications (possibles) de la peau

- Masque de grossesse.
- Hyperpigmentation (aréole mammaire, zone intime, région autour du nombril : *linea nigra* = ligne entre le pubis et le nombril).
- Transpiration excessive
- Nouveaux grains de beauté, angiome.
- Sécheresse.
- Vergetures.
- Hyperpilosité.

Les substances à éviter dans les cosmétiques

BHA, BHT, butylparaben, propylparaben et leurs sels, ethylhexyl methoxycinnamate, triclosan, benzophenone-1, benzophenone-2, cyclopentasiloxane, cyclotetrasiloxane, cyclomethicone, triclosan, alcool et parfums synthétiques.

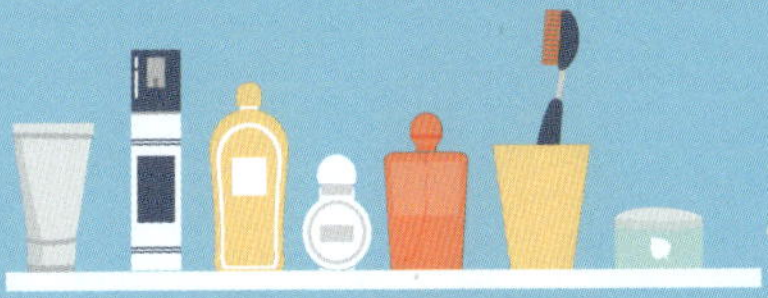

Ma cosméto nature

- **Gommage du corps :** sucre de canne + huile d'amande douce + miel.
- **Anti-transpiration :** un peu de bicarbonate de soude sous les aisselles ou un pschitt d'eau florale de géranium.
- **Anti-vergetures :** beurre de karité ou un mélange huile d'amande douce/huile de rose musquée.
- **Contre les jambes lourdes :** huile végétale de calophylle.
- **Démaquillage :** huile végétale de jojoba, puis eau florale de géranium ou de lavande en tonique.

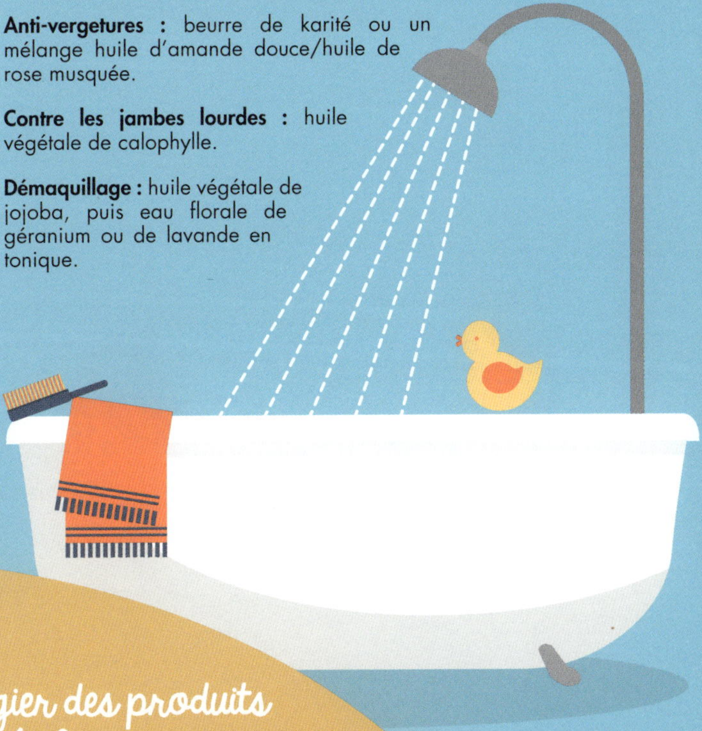

Privilégier des produits labellisés bio

ECOCERT cosmétique biologique, Cosmétique BIO Charte Cosmebio, Naturaline Natural Cosmetics, Nature & Progrès.

« La première fois que tu as bougé,
j'étais tellement bouleversée
que j'en ai eu les larmes aux yeux.
J'ai demandé à ton papa de placer
sa main sur mon ventre et d'attendre
que tu bouges encore. Cette fois,
c'est lui qui a pleuré. »

5e mois

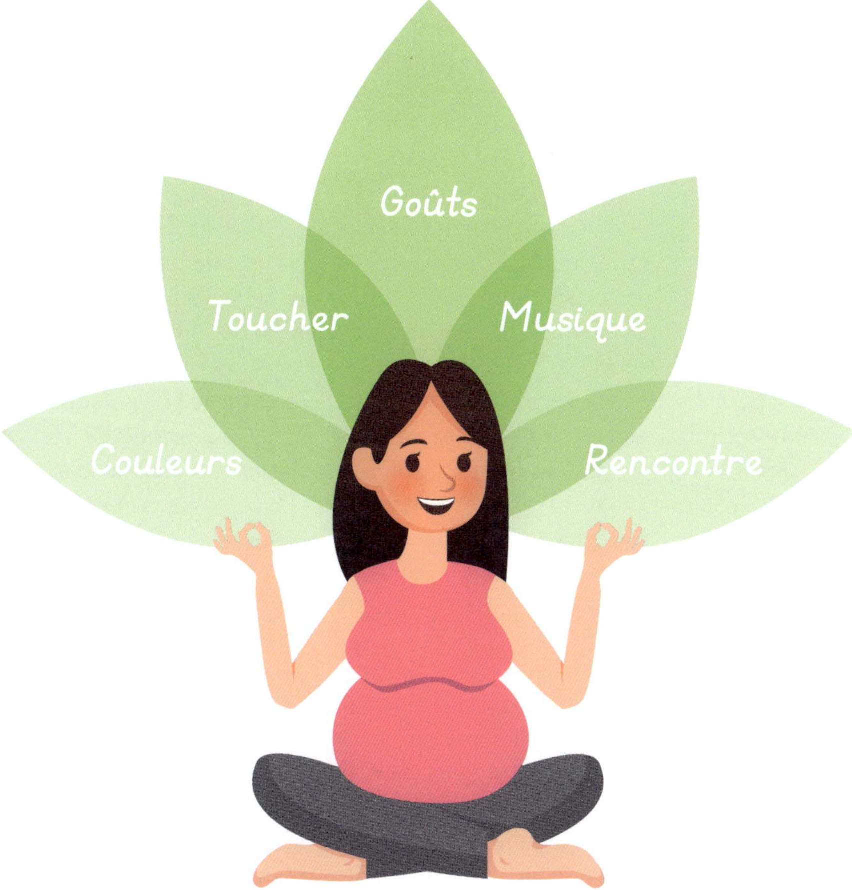

Semaine de grossesse 18 (20 SA)

S'ils étaient encore discrets, les mouvements de mon bébé se font maintenant clairement sentir. J'adore cette sensation !

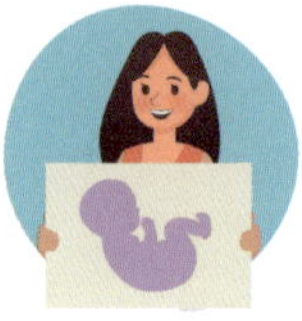

Mon bébé grandit

Mon bébé mesure 20 cm. Son cœur est suffisamment gros pour que le gynécologue ou la sage-femme puisse l'entendre battre avec un simple stéthoscope. Et il bat vite, plus vite que le mien ! Ses muscles se fortifient de jour en jour, si bien que je perçois de mieux en mieux ses mouvements. Sa peau commence à s'épaissir, mais elle est encore très fine et laisse transparaître en filigrane tous les petits vaisseaux. Au niveau de son cerveau, une étape importante vient de s'achever : la multiplication des cellules nerveuses. Il en a un sacré stock : plusieurs milliards ! Dans deux semaines, l'échographie morphologique permettra de vérifier que tout se passe bien du côté de mon bébé.

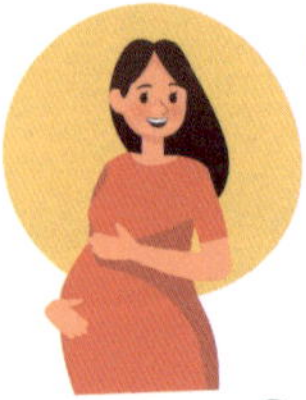

Mon corps change

Mon utérus est désormais au niveau de mon nombril. Les maux du premier trimestre sont de lointains souvenirs, je sens mon bébé bouger et mon ventre se voit, mais il n'est pas encore trop encombrant… Ce cinquième mois est généralement agréable, mais pas toujours exempt de petits désagréments : constipation, remontées acides, douleurs ligamentaires, envies fréquentes d'uriner, acné, bouffées de chaleur…

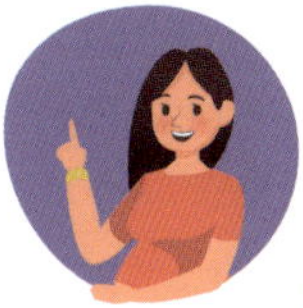

Je fais attention à moi

Dès la grossesse, j'investis dans un coussin d'allaitement ou de maternité. Ce polochon en forme de banane peut me rendre de fiers services : trouver une position confortable pour dormir sur le côté (glissé entre mes deux genoux), soulager les jambes lourdes en fin de journée ou soutenir mon dos dans le canapé. Je le choisis garni de microbilles ou d'épeautre, malléable mais ferme en même temps, avec une housse lavable, si possible sans phtalates.

Je n'oublie pas

Je prends rendez-vous pour la visite du 5e mois. En vue de cette visite, je pratique les différents examens de routine. Si je fais un projet de naissance, je continue de rassembler des informations et je pose mes premières idées, sachant qu'elles peuvent évoluer tout au long de ma grossesse.

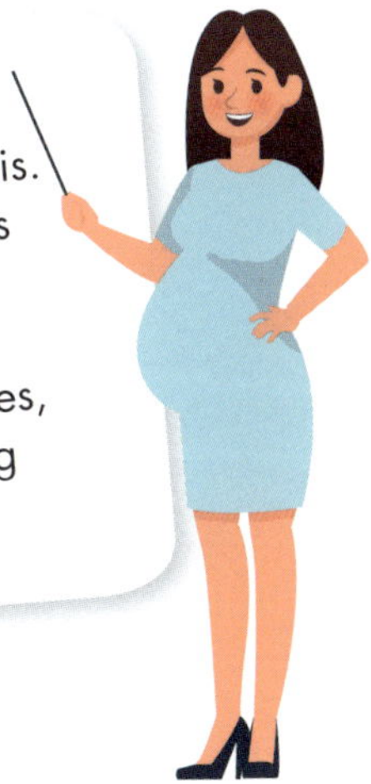

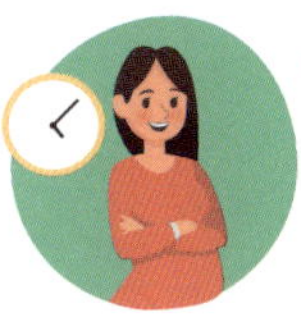

Je prends le temps de…

Je travaille mon périnée, cet ensemble de muscles et de ligaments qui forment un hamac soutenant tous les organes du petit bassin, avec ce petit exercice : je maintiens contractés les muscles de la zone du vagin et de l'anus pendant une dizaine de secondes, puis je relâche. Je fais plusieurs séries au cours de la journée. Mais attention, je ne fais pas cet exercice lorsque je vais aux toilettes. Le « stop pipi », autrefois recommandé, ne l'est plus aujourd'hui. Si j'ai déjà de petites fuites (en éternuant ou en riant notamment), j'en parle à ma sage-femme ou gynécologue afin qu'il me montre d'autres exercices pour travailler mon périnée.

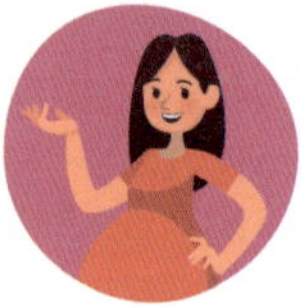

Et si...

Au fur et à mesure des semaines, certaines interrogations ou craintes autour de l'accouchement et de mon futur rôle de maman surgissent. C'est naturel ! La grossesse n'est pas seulement un phénomène physique, c'est aussi un processus de maturation psychologique. Ces neuf mois sont nécessaires pour « créer » mon bébé dans mon ventre, mais aussi dans ma tête. Et pour moi, pour devenir maman. Si toutefois ces angoisses m'empêchent de profiter pleinement de ma grossesse, j'essaie de trouver une oreille attentive pour en parler. Contrairement à ce que l'on pourrait penser, la grossesse est une période propice pour dénouer certaines difficultés, car on est très réceptive. La fameuse « transparence psychique » !

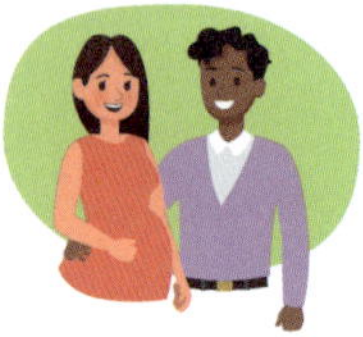

Avec mon entourage

Bientôt, nous ne serons plus deux mais trois. Et pendant un petit moment, finies les petites escapades en amoureux ! Ce 5e mois de grossesse est le moment idéal pour faire un voyage ou un week-end à deux. Mon ventre n'est pas encore trop encombrant, j'ai de l'énergie, je peux encore bien bouger. Aux États-Unis, cette « lune de miel » pré-bébé a même un nom : *babymoon* !

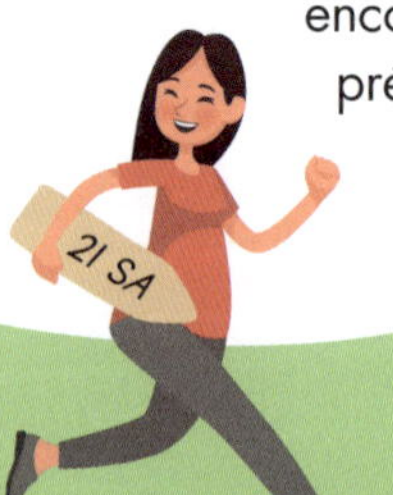

Les trois premiers mois m'ont semblé longs et maintenant le temps passe à toute allure. Tellement de choses à faire, à penser, à préparer...

Autocoaching Père

Comment je me sens :

☐ ☐ ☐ ☐

Quelle était et quelle est ma relation avec mon père ?

....

....

....

Que m'a-t-il transmis en matière d'éducation ?

....

....

....

....

....

Quel père j'aimerais avoir à mes côtés pour mon bébé ?

....

....

....

....

....

Un mot de mon père au sujet de ma grossesse :

« ....

....

....

....

.... »

Semaine de grossesse 19 (21 SA)

Me voici à la moitié de ma grossesse.
Déjà ou seulement ? Cela dépend des jours...

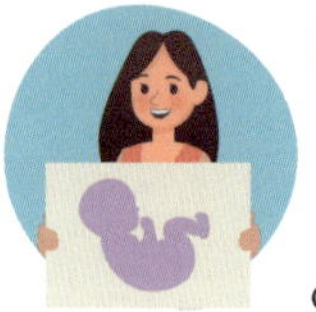

Mon bébé grandit

Mon bébé mesure près de 22 cm. Il est devenu un véritable petit acrobate, d'autant qu'il a encore beaucoup de place pour bouger. Ces mouvements sont essentiels pour la formation de ses articulations et la tonification de ses muscles. Mais il passe une grande partie de son temps à dormir. C'est aussi essentiel pour sa croissance. Petit détail : son pouce est désormais assez long pour qu'il puisse le sucer !

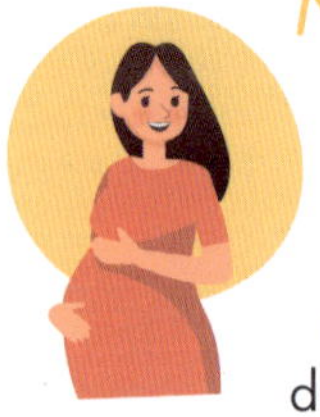

Mon corps change

Avec mon ventre qui grossit de jour en jour, c'est tout le centre de gravité de mon corps qui se trouve modifié. Ce déplacement vers l'avant pourra entraîner quelques douleurs, notamment au niveau des lombaires. Ma thyroïde, petite glande située à la base du cou sur la face avant de ma trachée, tourne à plein régime afin de produire des hormones thyroïdiennes pour moi, mais aussi pour mon bébé, dont la thyroïde est loin d'être fonctionnelle à 100 %. Ce surrégime peut entraîner quelques suées et bouffées de chaleur.

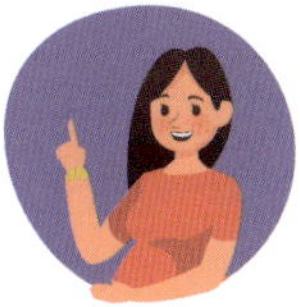

Je fais attention à moi

Pour corriger le phénomène de cambrure exagérée du dos (hyperlordose), je veille à ma posture. Debout ou assise, je m'autograndis : j'imagine qu'un fil me tire vers le haut. J'évite d'avoir le dos avachi, les épaules rentrées. Je me tiens bien droite sur ma chaise. Mes avant-bras sont posés sur le bureau pour soulager les trapèzes et l'écran de mon ordi bien à hauteur de mon regard. Une petite marche sous les pieds et un coussin dans le dos peuvent m'aider à garder une bonne posture.

Je n'oublie pas

Je mets régulièrement du poisson – mais pas cru ! – au menu. Il m'apporte des protéines animales de qualité et bien d'autres nutriments, comme l'iode ou les omégas 3, indispensables à la croissance cérébrale de mon bébé mais aussi à mon moral. Des chercheurs des universités de Rio et de Bristol ont d'ailleurs montré que, durant la grossesse, manger au moins une portion de poisson par semaine permettait de réduire de 53 % les risques de stress.

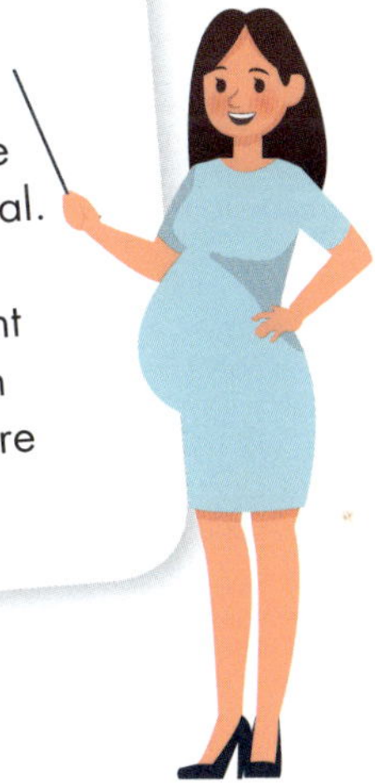

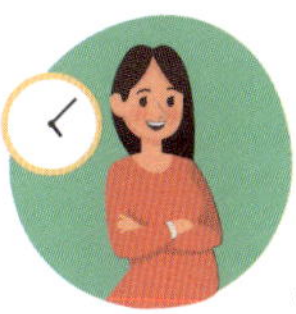

Je prends le temps de...

Lorsque je sens le stress monter, je fais ce petit exercice de sophrologie : allongée confortablement, les yeux fermés, je me concentre sur ma respiration. J'imagine l'air qui entre dans mon nez, descend jusqu'à mes poumons où il remplit chaque alvéole. Puis à l'expiration, je suis son trajet inverse, jusqu'à ma bouche d'où il ressort. Je répète l'exercice plusieurs fois.

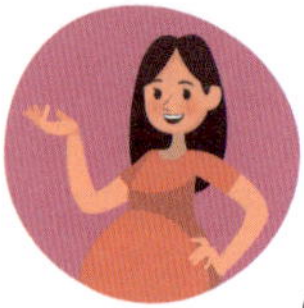

Et si...

J'envisage un accouchement sans péridurale ? Je me renseigne sur les différentes alternatives pour gérer les contractions (sophrologie, autohypnose) et les médecines douces qui peuvent m'aider (phytothérapie, aromathérapie, homéopathie). À noter : la méditation pleine conscience (*mindfullness*) et ses nombreux bienfaits peuvent aussi s'appliquer à l'accouchement, notamment pour la gestion de la douleur. Il existe même un programme spécifique : Mindfulness-Based Childbirth and Parenting (MBCP) Program.

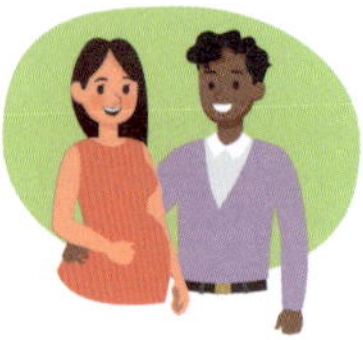

Avec mon entourage

Ma mère, ma belle-mère et même mes meilleures amies… Même si je sais que cela part de bons sentiments, j'avoue, j'en ai un peu assez de leurs conseils. Cette grossesse est la mienne : j'ai envie de faire ma propre expérience, de trouver en moi les ressources pour la vivre au mieux, à ma manière. Mais je reste zen : j'accueille leurs conseils avec le sourire…

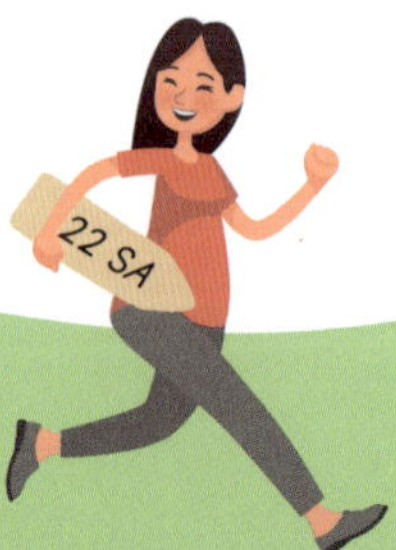

La seconde rencontre avec mon bébé a lieu la semaine prochaine. Il ou elle ? Nous aurons enfin la réponse… si nous souhaitons le savoir.

Mon autocoaching

Comment je me sens :

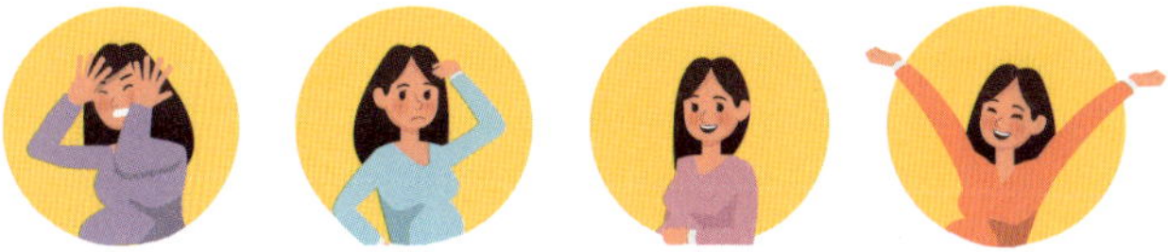

☐ ☐ ☐ ☐

Les jolis moments de ma semaine :

Mes sources de stress :

Mes priorités :

Mes notes :

La phrase que je dis à mon bébé :

« »

Semaine de grossesse 20 (22 SA)

Mon bébé est encore bien maigrichon,
mais petit à petit, une fine couche de graisse
se forme sous sa peau.

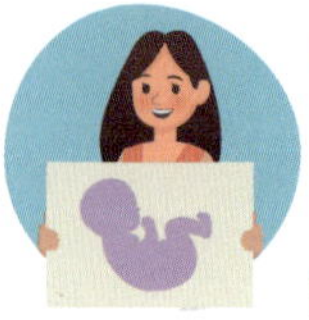

Mon bébé grandit

Sa peau est encore translucide, mais elle s'épaissit de jour en jour, et la fine couche de graisse qui se forme dessous l'opacifie petit à petit. Cette graisse, dite brune, permettra de le garder au chaud à la naissance. C'est également au cours de ce 5e mois que le *vernix caseosa* se forme sur sa peau. Produite par les glandes sébacées, cette substance cireuse et blanchâtre protège la peau de mon bébé du liquide amniotique et servira le jour J de lubrifiant pour l'aider à naître. Dans sa bouche, les bourgeons des dents de lait et des dents définitives sont en place. Si c'est une fille, son vagin commence à se former, et au niveau des ovaires, plusieurs millions d'œufs sont là. Son corps se prépare déjà à porter la vie à son tour !

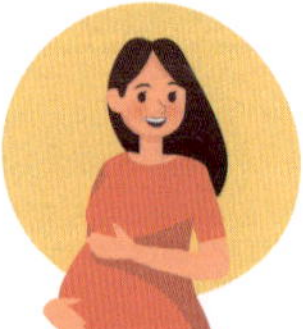

Mon corps change

Mon ventre pèse de plus en plus. Monter les escaliers, porter les courses : ces petits efforts peuvent vite m'essouffler. C'est normal : mon organisme travaille davantage pour apporter de l'oxygène à mon bébé et libérer son gaz carbonique en plus du mien. Mon activité cardiaque a ainsi augmenté de 30 à 50 %. Ajoutons à cela mon utérus qui, en prenant du volume, comprime petit à petit ma cage thoracique.

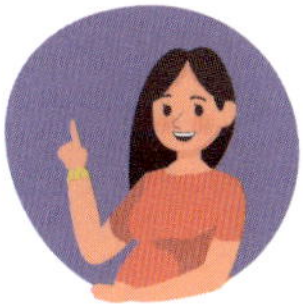

Je fais attention à moi

Je profite de ma grossesse pour prendre de bonnes habitudes alimentaires, si ce n'est pas déjà fait. Je limite les produits industriels et j'essaie de cuisiner au maximum des produits simples. Cela prend un peu plus de temps, mais avec un peu d'organisation, c'est possible ! Et comme il n'est pas toujours facile de se passer des produits transformés, je les choisis avec soin, c'est-à-dire avec un bon profil nutritionnel (en termes de graisses, sucres et sel ajoutés notamment) et sans additifs posant problème. Pour me guider, il existe différentes applications : *Yuka*, *Kwalito*, *Open Food Facts*, *Mes Goûts*.

Je n'oublie pas

Ma seconde échographie a normalement lieu cette semaine. L'échographiste va minutieusement contrôler les organes de mon bébé ainsi que sa croissance. Si nous le souhaitons, il va également nous dévoiler le sexe de notre bébé, sans gros risque d'erreur à ce stade de la grossesse.

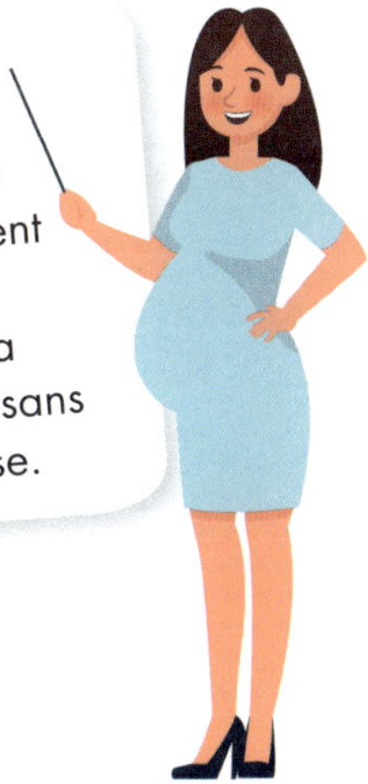

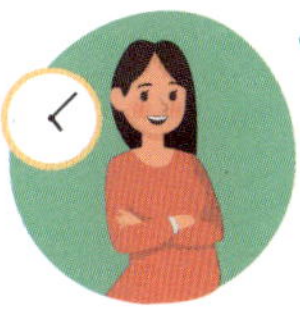

Je prends le temps de...

Après une journée bien active, je fais une pause le soir pour me recentrer sur mon bébé. Ce petit moment pour moi peut prendre différentes formes : une marche, un temps pendant lequel je remplis mon journal de grossesse, de la méditation, quelques exercices d'étirement, un bain... Je peux par exemple m'inspirer d'une tradition congolaise : les futures mamans chantent la même chanson à leur bébé durant toute leur grossesse. À la naissance, le bébé est ainsi rassuré quand il reconnaît cette mélodie familière. Dans le même esprit, je m'offre un bola, ce petit pendentif grelot qui émet un doux tintement sur mon ventre.

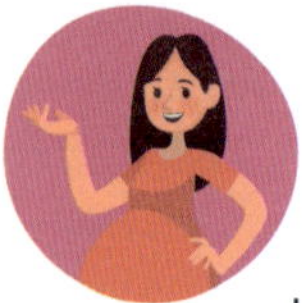

Et si...

Je travaille en freelance ou en libéral, je suis praticienne ou auxiliaire médicale, conjointe collaboratrice ou au chômage ? Je me renseigne sur les modalités des indemnités journalières ou de l'allocation forfaitaire de repos maternel, afin de ne pas avoir de mauvaises surprises et d'ajuster notre budget.

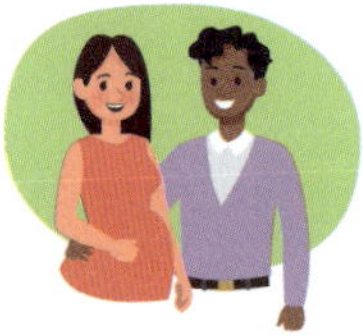

Avec mon entourage

Tout le monde me dit que la grossesse c'est génial, que ce deuxième trimestre est le plus agréable, etc. Mais je n'apprécie pas trop d'être enceinte. Je suis angoissée, je me sens limitée physiquement... Je déculpabilise : cela arrive à bien plus de femmes qu'on ne le pense et cela ne présage en rien de la faculté à être une bonne maman. Si cette situation me pèse vraiment, je n'hésite pas à en parler à ma sage-femme, mon gynécologue ou toute autre personne qui saura entendre mon mal-être sans le juger.

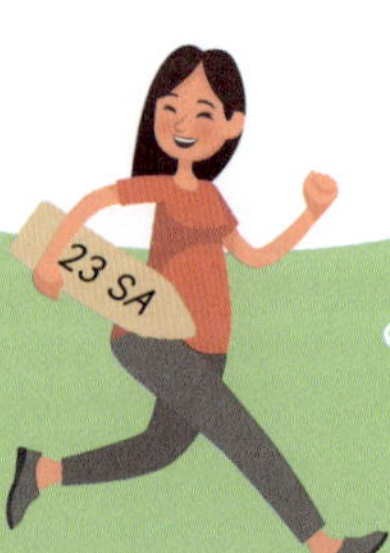

J'ai hâte et peur de la prochaine échographie. Et si quelque chose n'allait pas ? L'échographie m'apportera tout de même des indications médicales utiles.

Mon autocoaching

Comment je me sens :

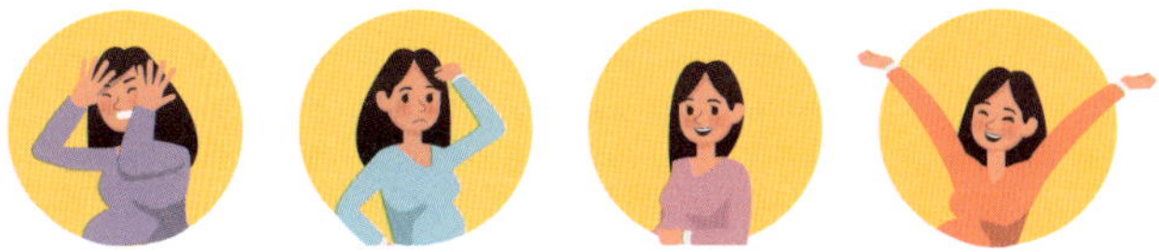

☐ ☐ ☐ ☐

Mes projets :

Mes achats :

Mes questions :

Mes notes :

La phrase de mon compagnon :

« »

Semaine de grossesse 21 (23 SA)

En plein éveil des sens, mon bébé est sensible aux bruits extérieurs, aux sons, aux petites pressions abdominales.

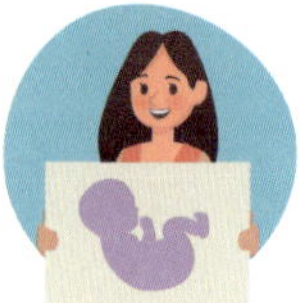

Mon bébé grandit

Mon bébé mesure 24 cm. Sa taille ne va « que » doubler d'ici à la naissance, mais son poids va être multiplié par sept ! Ses empreintes digitales se dessinent et quelques cheveux commencent à recouvrir son petit crâne. Son pancréas fabrique déjà de l'insuline, une hormone qui sera très importante durant toute sa vie pour équilibrer le taux de sucre dans le sang. Ce sont les organes qui finiront leur maturation en dernier. Mon bébé perfectionne son réflexe de succion en suçant son pouce.

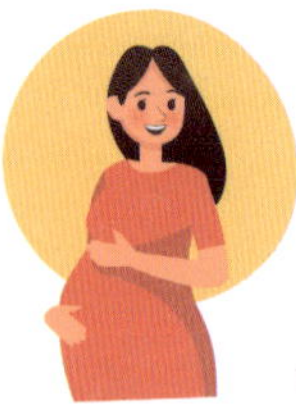

Mon corps change

Depuis le début de la grossesse, ma masse sanguine a beaucoup augmenté. Avec le climat hormonal qui entraîne une dilatation de tout le réseau sanguin, mon retour veineux se fait moins bien. Et ça ne va pas s'arranger : mon utérus comprime de plus en plus ma veine cave inférieure, chargée de ramener le sang des jambes vers le cœur ! Fourmillements, pieds gonflés, jambes lourdes et varices sont ainsi des soucis courants, surtout si, en temps normal, je suis sujette à ce type de maux. J'évite la station debout prolongée (difficile dans certains métiers !), et le soir, je mets une dizaine de minutes mes pieds en hauteur.

Je fais attention à moi

Si mes jambes sont douloureuses, je me fais des massages de bas en haut avec de l'huile de calophylle, qui stimule la circulation sanguine et prévient aussi les vergetures. Je l'utilise en mélange avec une autre huile (amande douce, macadamia) à hauteur de 20 %. Je peux aussi me faire prescrire des bas de contention qui seront remboursés. Pas de panique : ils sont beaucoup plus discrets que ceux de ma grand-mère ! Je pense également à l'homéopathie, qui peut être un coup de pouce efficace pour booster la circulation sanguine. Et je marche : c'est le moyen le plus simple de favoriser le retour veineux.

Je n'oublie pas

Je prends rendez-vous pour la visite du 6e mois et je réalise les examens prévus afin d'apporter les résultats le jour J. Si ce n'est pas encore fait, je me décide pour ma préparation à l'accouchement et je réserve ma première séance.

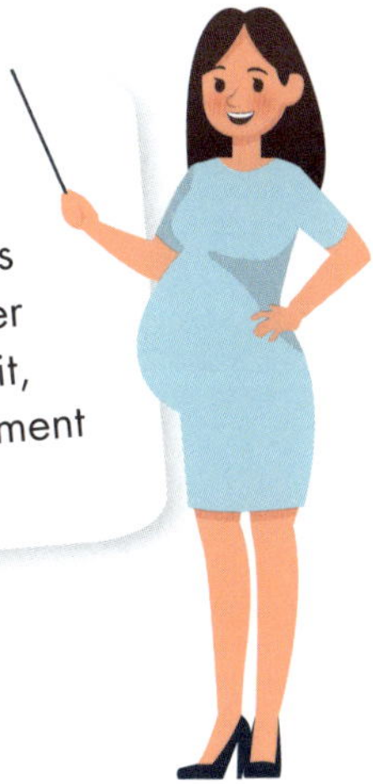

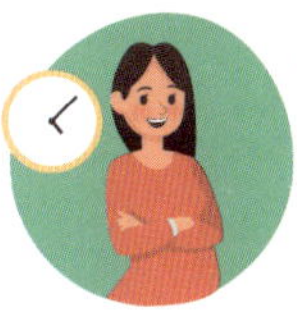

Je prends le temps de…

Me faire des smoothies ou des jus de légumes pour faire le plein de vitamines, minéraux et antioxydants. Si je suis novice, je peux commencer par ce smoothie : dans un *blender*, je mixe le jus d'une orange, une pomme, quelques rondelles d'ananas, une banane (idéalement congelée en rondelles), quelques framboises et des glaçons. Version verte : une poignée de pousses d'épinard, le jus d'un citron, un kiwi, une banane et un verre de lait d'amande. Selon mes goûts j'ajoute des aromates (menthe, basilic), des beurres d'oléagineux (d'amande, de noisette), des super aliments (graines de chia, de chanvre, poudre d'açaï, poudre de lucuma), des épices (gingembre, vanille, cannelle). Côté base liquide, j'ai l'embarras du choix : eau, eau de coco, lait végétal ou de vache, thé froid, jus de fruit, etc.

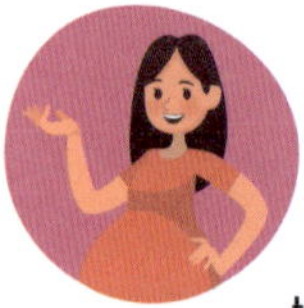

Et si...

Je suis enrhumée ? Pas d'automédication avec des médicaments associant paracétamol ou anti-inflammatoire avec de la pseudoéphédrine, un vasoconstricteur à éviter durant la grossesse. J'applique le réflexe que j'aurais bientôt pour mon bébé : nettoyage du nez au sérum physiologique.

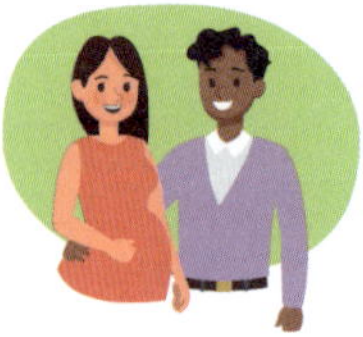

Avec mon entourage

Difficile d'ignorer mon gros ventre, et pourtant on me laisse rarement une place assise dans le métro. Je peux demander à la CAF, gratuitement, la « Carte nationale de priorité pour la famille ». Elle permet aux futures mamans (mais aussi aux parents d'un enfant de moins de 3 ans, deux enfants de moins de 4 ans et trois enfants de moins de 16 ans) d'accéder en priorité aux transports publics et aux guichets des administrations et services publics.

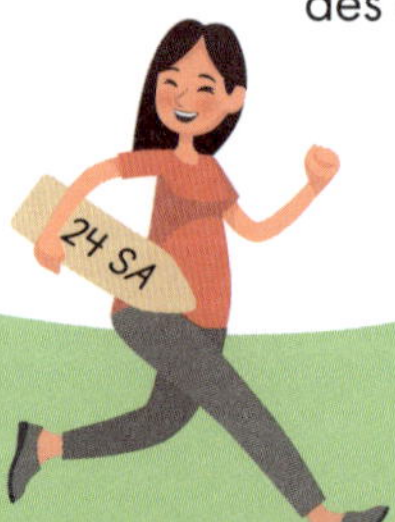

Je sens mon bébé qui prend sa place, bouge, comme s'il communiquait avec moi. Oui, mon bébé est bien présent.

Autocoaching Culture

Comment je me sens :

☐ ☐ ☐ ☐

Les livres que je lis :

....

....

....

....

Les musiques que j'écoute :

....

....

....

....

Les films/séries que je regarde :

....

....

....

....

....

....

....

La citation d'un livre qui m'a plu :

« ....

....

....

....

.... »

Mon look

Les incontournables de ma garde-robe de future maman

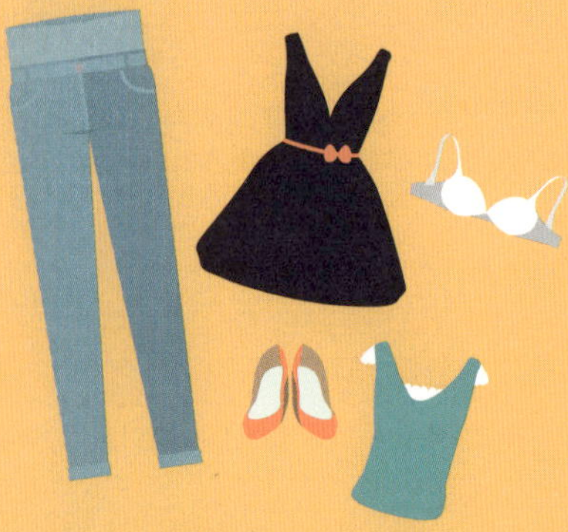

- Au moins **un jean bien taillé**, avec une ceinture bandeau en jersey et de l'élasthanne pour s'adapter à ma silhouette.
- Une **petite robe noire** habillée.
- Des **chaussures chics mais confortables** (petits talons compensés).
- Un **top** habillé.
- Des **soutiens-gorge de qualité**, à la bonne taille, de préférence sans armature et avec de larges bretelles.

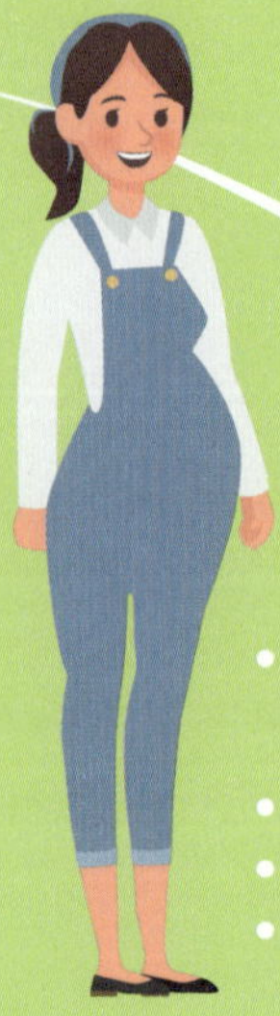

- Une salopette de grossesse bien coupée, bas de pantalon retroussé,
- une chemise blanche,
- des petites ballerines,
- un foulard dans les cheveux.

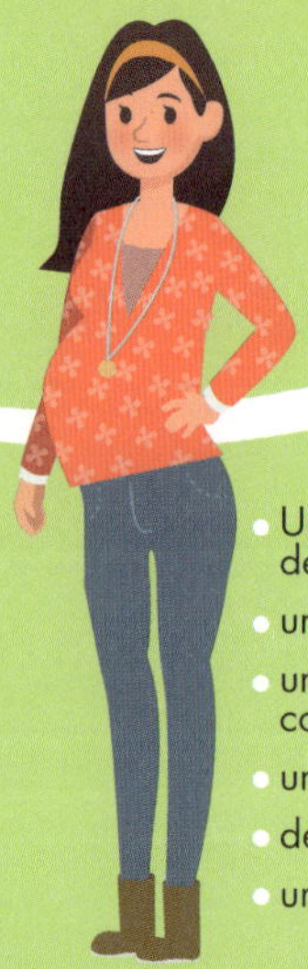

- Un jean de grossesse slim,
- un débardeur,
- une veste à fleur coupe kimono,
- un bijou bola,
- des boots,
- un headband.

Les petites astuces et conseils

- **Piocher dans le rayon non maternité** des vêtements qui peuvent habiller agréablement un gros ventre : pull et tee-shirt oversize, robe et top taille empire, veste kimono, jupe à taille élastiquée.
- **Jouer les superpositions :** une robe sur un jean slim par exemple (ça revient à la mode).
- **Piquer la chemise slim de Monsieur.** Très classe avec les manches retroussées et un jean brut.
- **Égayer sa garde-robe** avec des imprimés et des couleurs flashy (ça détourne l'attention les jours de mine fatiguée).
- **Privilégier le coton et les matières naturelles** (plus confortables en cas de problèmes de régulation de la température corporelle…).
- **Shopper dans les enseignes sympa** et pas hors de prix : H&M®, Kiabi®, Asos Maternity®, Vertbaudet®, Envie de Fraises®, La Redoute®.

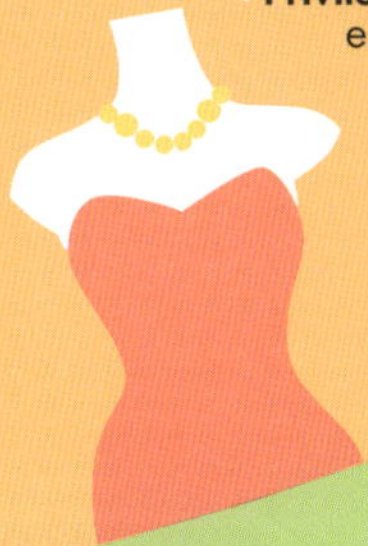

4 silhouettes fashion

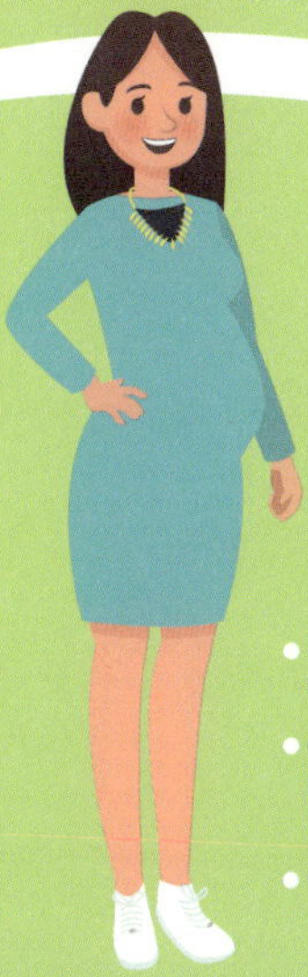

- Une robe moulante,
- des baskets blanches (style Stan Smith),
- un collier plastron.

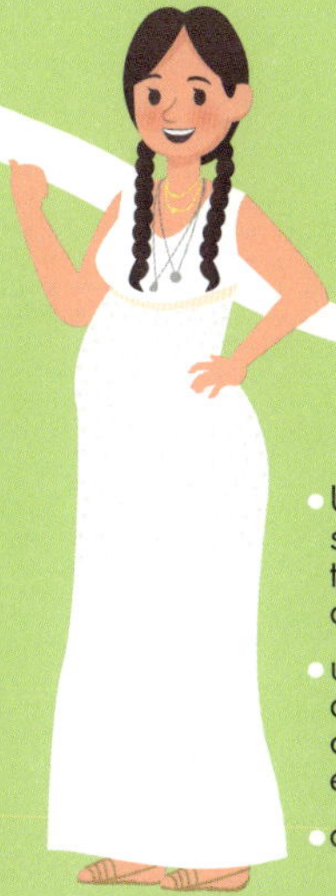

- Une robe à fleurs style bohème, taille empire, décolletée en V,
- une accumulation de petits colliers avec médaille et grigris,
- des tropéziennes.

« J'ai toujours aimé la musique.
J'en écoute beaucoup
et je chante aussi.
Depuis que je t'attends,
je chante pour toi
et je sens que tu frémis de joie ;
tout comme moi. »

6e mois

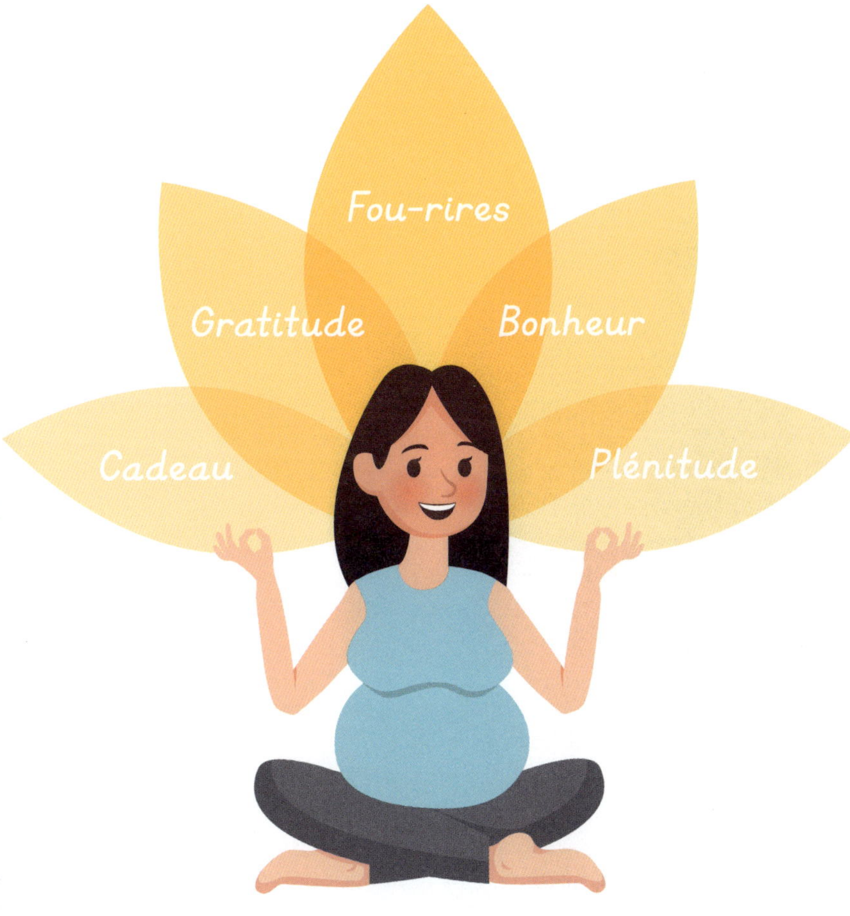

Semaine de grossesse 22 (24 SA)

Un demi-paquet de sucre : c'est le poids de mon bébé ! Ce n'est pas beaucoup, mais déjà, il commence à pouvoir contrôler ses gestes grâce au développement rapide de son cerveau.

Mon bébé grandit

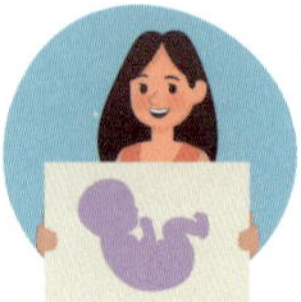

Mon bébé mesure 26 cm pour 500 g. Ses mouvements sont de plus en plus vifs. Sa peau, encore très fripée, s'épaissit. À sa surface, le *vernix caseosa* s'accumule pour la protéger du liquide amniotique. Ses yeux sont toujours fermés mais on aperçoit déjà quelques cils et sourcils. Au niveau cérébral, le cortex, partie supérieure du cerveau, se développe rapidement et le réseau de câblage qui relie les neurones les uns aux autres s'étoffe. Certaines cellules inutiles meurent. Ce processus de « mort programmée cellulaire » est normal, pas d'inquiétude : mon bébé aura bien assez de neurones à la naissance !

Mon corps change

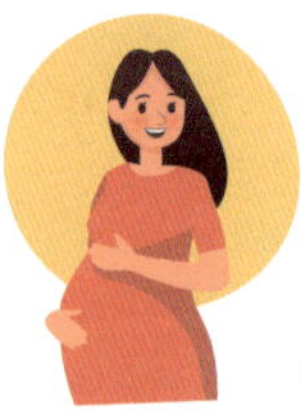

Avec mon ventre qui prend de l'ampleur de jour en jour, c'est tout le centre de gravité de mon corps qui se déplace vers l'avant. Pour compenser, j'ai tendance à cambrer le dos, mais mes abdos peinent à jouer leur rôle de maintien. Résultat : mes lombaires commencent à me faire souffrir, d'autant que les hormones entraînent un relâchement des ligaments. Les hormones ont cependant quelques points positifs : j'ai une chevelure de rêve et un teint frais ! Enfin, normalement…

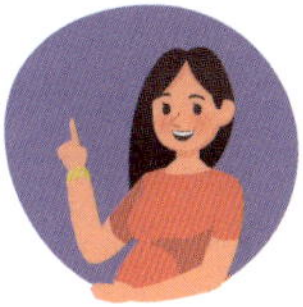

Je fais attention à moi

Je consulte un ostéopathe. Avec différentes manipulations sans danger, cette médecine manuelle peut aider mon corps à s'adapter à son nouvel équilibre et ainsi limiter ou prévenir certains maux de la grossesse. Je veille cependant à bien choisir mon ostéo : il doit être « DO » (avoir reçu un diplôme en ostéopathie, délivré par des établissements agréés par le ministère de la Santé) et avoir l'habitude de manipuler les femmes enceintes. Je peux demander conseil à ma sage-femme ou à des copines mamans.

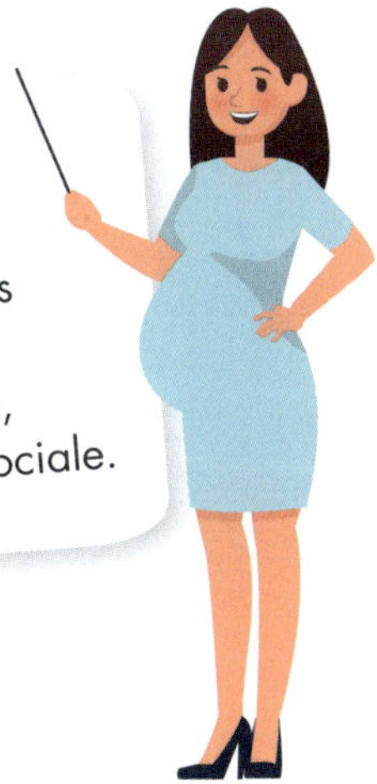

Je n'oublie pas

Si mon inscription à la maternité n'est toujours pas bouclée, je le fais ! Je mets aussi ma carte Vitale à jour, car à compter du 6e mois, je suis prise en charge à 100 % par la Sécurité sociale.

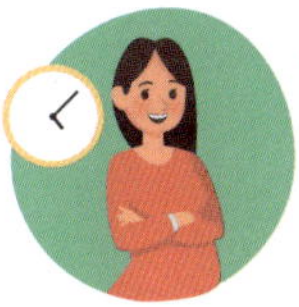

Je prends le temps de...

Je fais un point sur les modes de garde. Si l'on songe à faire garder notre bébé par une assistante maternelle, je commence par récupérer la liste des assistantes maternelles de ma ville au service petite enfance de la mairie, à la PMI ou à la maison de l'enfant si ma ville en a une. Je peux aussi consulter le site de la CAF pour la garde d'enfant : monenfant.fr. Je fais une première sélection et passe quelques coups de fils pour un premier contact. Et je suis organisée : je note tout (nom de la personne, adresse, téléphone, disponibilités, premières impressions…) sur un carnet dédié ou sur mon *bullet journal* de grossesse.

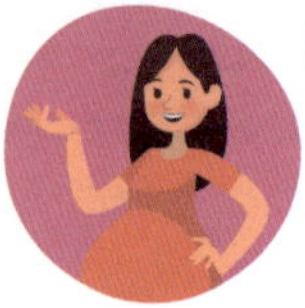

Et si…

J'ai un aîné et, depuis quelques semaines, il régresse ? Tout d'abord je me rassure : cette situation est très courante et assez naturelle. À défaut de pouvoir verbaliser son sentiment de jalousie, mon enfant l'exprime en attirant l'attention : il refait pipi au lit, redemande le biberon et se remet même parfois à parler en « bébé »… Comment réagir ? Le rassurer avec des mots simples. Lui dire que mon cœur a de l'amour grand comme l'univers pour tous mes enfants. Je peux aussi valoriser le fait qu'il sera le « grand » de la famille, sans toutefois lui mettre trop de pression.

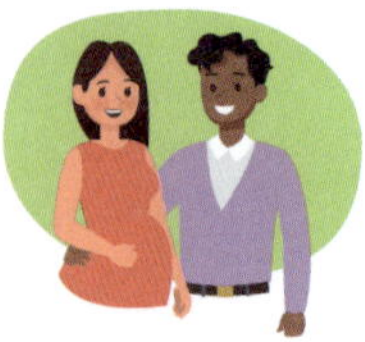

Avec mon entourage

Après le sexe du bébé, voilà que l'on commence à nous demander si nous avons trouvé le prénom. Faut-il le dire ou pas ? C'est notre choix ! Nous pouvons avoir envie de garder ce petit secret rien que pour nous… Si nous dévoilons le prénom, il faut nous attendre à recevoir l'avis des gens, pas toujours positif. Chacun ses goûts !

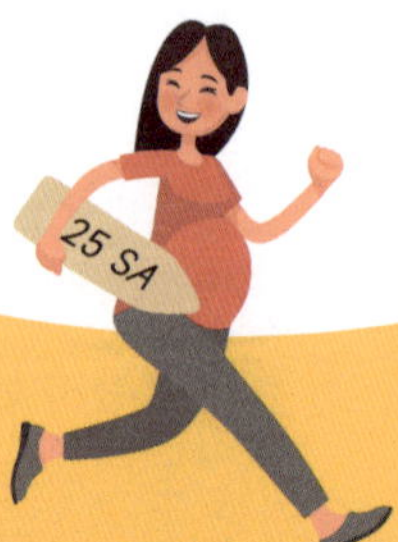

Ton prénom… Il y en a plein que nous aimons. Mais j'en voudrai un rien que pour toi.

Mon autocoaching

Comment je me sens :

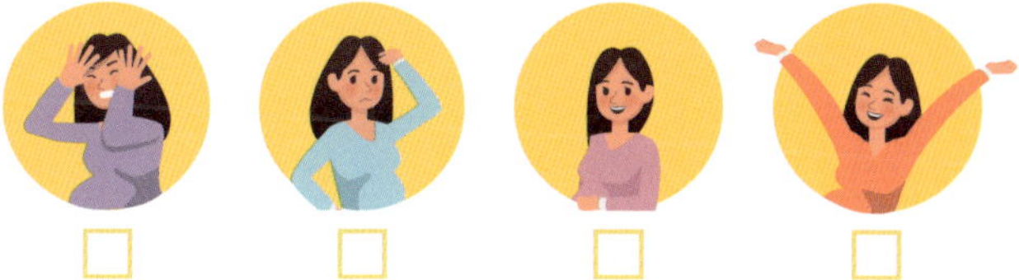

Les jolis moments de ma semaine :

....

....

....

Mes questions :

....

....

....

Ma to-do list :

....

....

....

....

Mes notes :

....

....

....

....

Le moment de ma grossesse dont je souhaite me souvenir :

« ....

....

....

....

.... »

Semaine de grossesse 23 (25 SA)

Mon bébé s'en donne à cœur joie : il bouge, profitant de ses muscles qui se tonifient de jour en jour. Moi, en revanche, je me sens de plus en plus lourde…

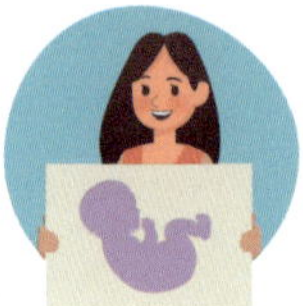

Mon bébé grandit

Il mesure 28 cm. Le réflexe de Moro se met petit à petit en place : face à un bruit brusque, mon bébé se cambre et rejette ses bras en arrière. À sa naissance, le pédiatre contrôlera ce réflexe, signe du bon fonctionnement du système nerveux de mon bébé. L'iris de ses yeux commence à se pigmenter, mais il faudra attendre quelques mois après sa naissance pour qu'il ait sa couleur définitive. Celle-ci dépend de mes gènes, de ceux du papa, mais aussi des grands-parents. Et parfois, on a de véritables surprises !

Mon corps change

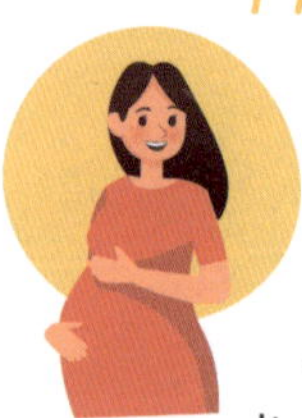

Sous la couette, le second trimestre est généralement le plus propice aux câlins… mais cela dépend des couples. Ma libido peut faire les montagnes russes ; je peux être particulièrement demandeuse, ou au contraire pas du tout, notamment parce que je suis beaucoup moins à l'aise avec mon corps… Le futur papa peut de son côté être décontenancé par mes rondeurs ou avoir peur de faire mal au bébé. Je le rassure en lui rappelant que celui-ci est parfaitement protégé par le liquide amniotique. Impossible de le toucher ! De plus, certains hommes ne voient plus leur compagne comme une amante, mais comme une future maman… Dans tous les cas, on essaie de maintenir le dialogue.

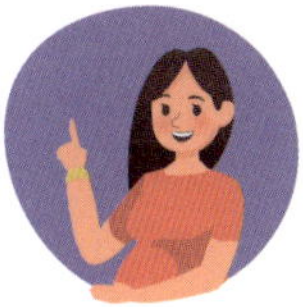

Je fais attention à moi

Si je suis sujette aux brûlures d'estomac, j'applique les règles de base : fractionner les repas, éviter les repas lourds et gras, les aliments acides, ne pas me coucher juste après avoir mangé. En homéopathie, je teste *Robinia* 5CH 2 granules 3 fois par jour en cas de remontées acides ; *Lycopodium* 5CH si elles ont surtout lieu entre 16 heures et 20 heures. En phytothérapie, une infusion de prêle, de réglisse ou de souci peut m'aider à mieux digérer. Pour être sûre de ce que j'achète, je demande à mon pharmacien. Je peux aussi boire le jus d'un demi-citron dans un peu d'eau tiède le matin. Une fois ingéré, ses acides naturels alcalinisants contribuent à neutraliser les remontées acides.

Je n'oublie pas

Je prends rendez-vous chez l'ophtalmologue afin de vérifier ma vue. Myopie, astigmatisme et hypermétropie peuvent en effet être aggravés durant la grossesse par une modification hormonale de la courbure de la cornée. Tout rentrera dans l'ordre après l'accouchement, mais en attendant, il faut que je continue à bien y voir !

Je peux aussi ne plus supporter mes lentilles : j'en parle à mon ophtalmo.

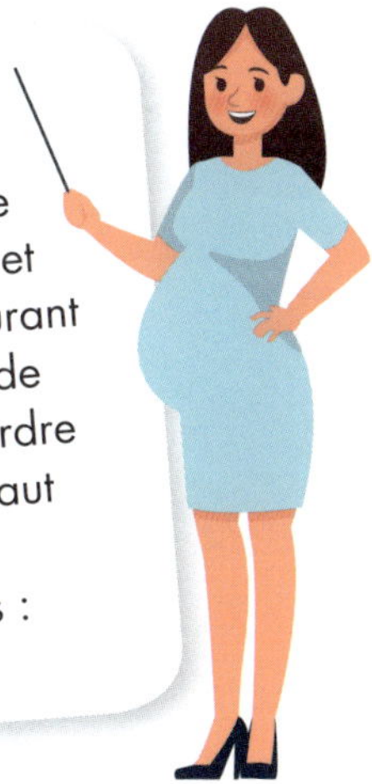

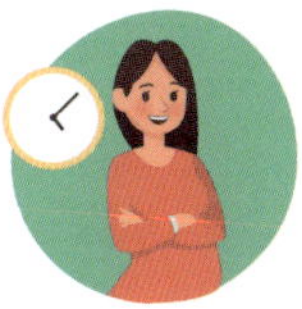

Je prends le temps de...

Je choisis avec soin le mobilier de la chambre de mon bébé. Je privilégie le bois massif, si possible brut, afin d'éviter les COV (composés organiques volatiles) potentiellement toxiques. Je peux aussi opter pour des meubles d'occasion qui auront eu le temps de libérer ces COV, mais je fais attention aux normes de sécurité. Pour les meubles en aggloméré, je vérifie qu'ils portent le label NF Environnement Ameublement et on les déballe avant l'arrivée de bébé, en aérant régulièrement la chambre. Pour le matelas et les textiles, je me fie aux labels Fleur de l'UE, Oeko-Tex Standard 100, Ecocert ou Naturtextil. Côté peinture, j'opte pour une peinture naturelle, écolabellisée ou portant la norme NF environnement et étiquetée A+ ou A (= très faibles ou faibles émissions de COV). Le même étiquetage existe pour les cloisons, revêtements de sols, isolants, vernis, colles. Idéalement, on engage les travaux plusieurs mois avant l'arrivée du bébé.

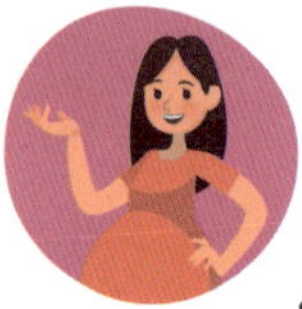

Et si...

J'attends des jumeaux ? Je me rapproche des associations de parents de jumeaux (la plupart sont recensées sur le site de la Fédération des jumeaux et plus, www.jumeaux-et-plus.fr) pour glaner quelques conseils et trouver du matériel d'occasion.

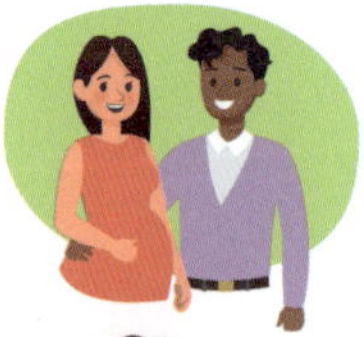

Avec mon entourage

Au travail, je peux être un peu moins concentrée que d'habitude. C'est naturel, mon bébé prend de plus en plus de place dans mes pensées.

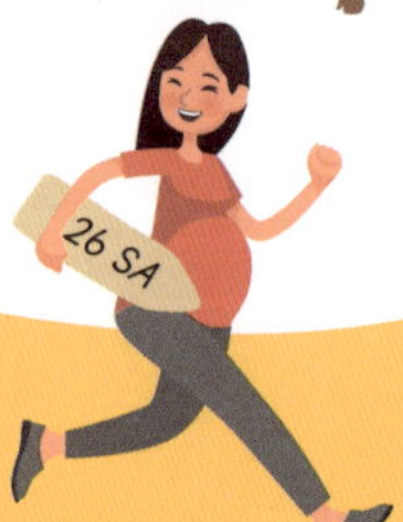

Dès que je croise un bébé, je me demande si tu vas lui ressembler. Je crois que je ne vis plus qu'en fonction de toi, déjà.

Autocoaching Prénom

Comment je me sens :

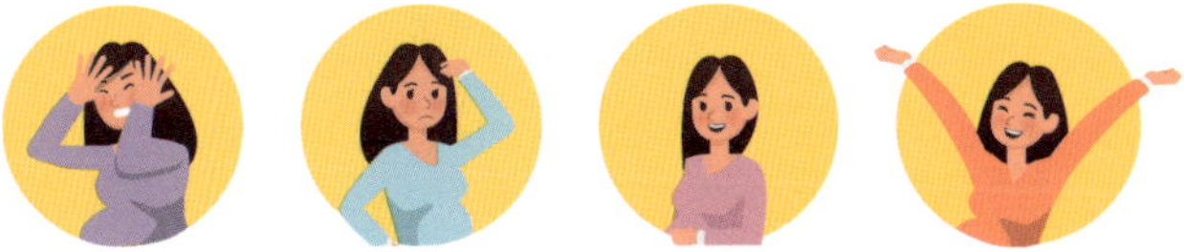

Nos prénoms et ceux de nos parents :

Les prénoms qui nous plaisent :

Les valeurs que nous aimerions transmettre dans son prénom :

Une phrase que je dis à mon bébé :

« »

Semaine de grossesse 24 (26 SA)

Avec en moyenne 20 à 60 mouvements par heure, mon bébé est très actif. Il est aussi de plus en plus sensible aux bruits qui l'entourent dans mon ventre, mais aussi à l'extérieur.

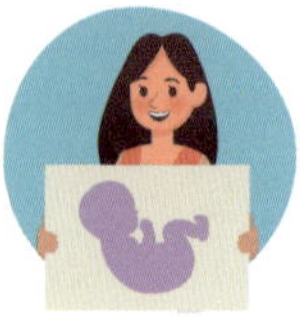

Mon bébé grandit

Il mesure 30 cm. Il dort beaucoup mais il a élaboré un cycle de sommeil et de veille que je peux, si je suis attentive, arriver à reconnaître. En général, il est plus actif le soir puis vers 5 heures du matin. Lors de ses galipettes, il s'exerce au sens du toucher en effleurant la paroi utérine. Son ouïe continue son développement : il perçoit mieux les sons autour de lui, les battements de mon cœur, le gargouillis de mes intestins, le son de ma voix, mais aussi celle de son papa et d'autres bruits extérieurs. Il lui arrive même de sursauter en réaction à un bruit fort et brusque. Ses yeux bougent, mais ses paupières sont encore closes. Elles s'ouvriront à la fin du mois. Avec le papa, nous prenons l'habitude de nous adresser à lui à travers le ventre et de lui parler.

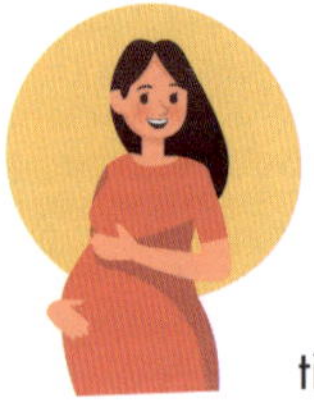

Mon corps change

En grandissant, mon bébé repousse tous les organes alentours et mon système digestif en pâtit, d'autant que le taux élevé de progestérone ralentit ma digestion. Au menu : constipation, brûlures d'estomac, ballonnements. Les troubles du sommeil sont un autre problème fréquent. En cause : un bébé qui profite de mon immobilité pour faire des galipettes, les crampes, l'inconfort dû à mon ventre, mais aussi quelques angoisses.

Je fais attention à moi

Pour retrouver le sommeil, je mets en place une stratégie de choc : pas de boisson excitante après 17 heures, pas d'écran en soirée (leur lumière bleue perturbe la sécrétion de mélatonine, l'hormone du sommeil). Je me couche à une heure relativement fixe dès que les signes du sommeil apparaissent, dans une chambre pas trop chauffée, dans le noir et sans appareil électrique. Je peux aussi mettre en place un petit rituel : tisane de tilleul, camomille, oranger ou verveine, je fais un petit temps de relaxation (exercice de respiration, sophrologie, méditation, yoga), je mets les mains sur mon ventre et parle ou chante une chanson à mon bébé, etc. Et je n'oublie pas de remplir mon petit carnet avec les bons moments de la journée.

Je n'oublie pas

La visite du 6e mois. Au bilan biologique habituel s'ajoute une numération de la formule sanguine (NFS) pour écarter une anémie, et si je suis à risque (antécédent, surpoids, plus de 38 ans), le test de dépistage du diabète gestationnel dit HGPO (hyperglycémie provoquée par voie orale). Oui, le fameux test où l'on doit boire cette délicieuse boisson sucrée et rester au labo pour 3 prises de sang. Je prévois donc un créneau de 3 heures et je prends un bon livre !

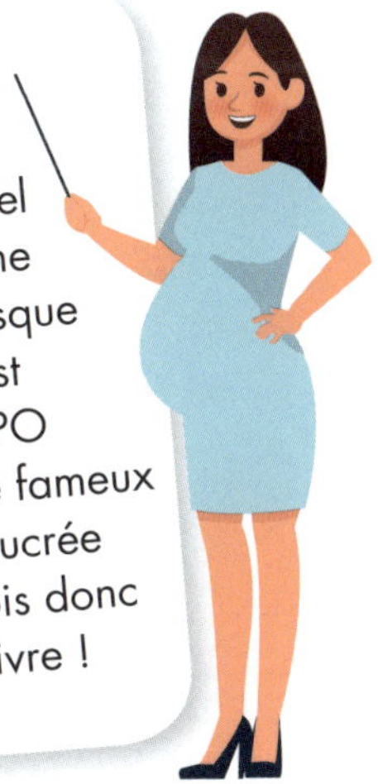

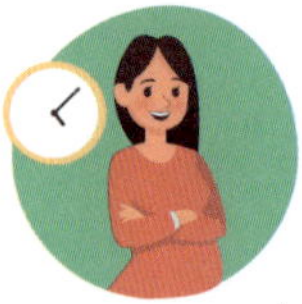

Je prends le temps de…

Je chouchoute mes dents. Les modifications hormonales peuvent entraîner des saignements aux gencives. Je troque mon dentifrice classique contenant des parabènes, propylène glycol et triclosan contre une formule bio, et j'utilise une brosse à dents souple. Pour bien les nettoyer et éviter une gingivite, je passe quotidiennement le fil dentaire ou une brossette interdentaire. Et au moindre souci, je consulte : il ne faut pas prendre à la légère les problèmes de dents durant la grossesse.

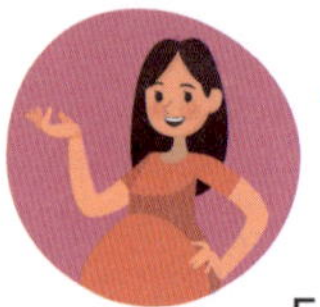

Et si…

Je souhaite allaiter et je me demande s'il y a une préparation spécifique ? Non, la nature a tout prévu ! En revanche, s'informer peut être une bonne idée, car l'allaitement n'est pas toujours évident à mettre en place… Je veille donc à choisir de bons interlocuteurs (les associations de soutien à l'allaitement par exemple). Certaines maternités proposent aussi des réunions d'information sur l'allaitement.

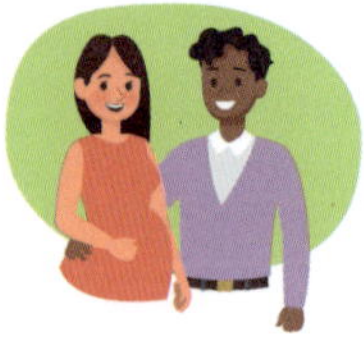

Avec mon entourage

On commence à me demander si je souhaite allaiter, et chacune y va de son commentaire. J'ai peut-être déjà pris ma décision, mais quoiqu'il en soit, c'est un choix personnel.

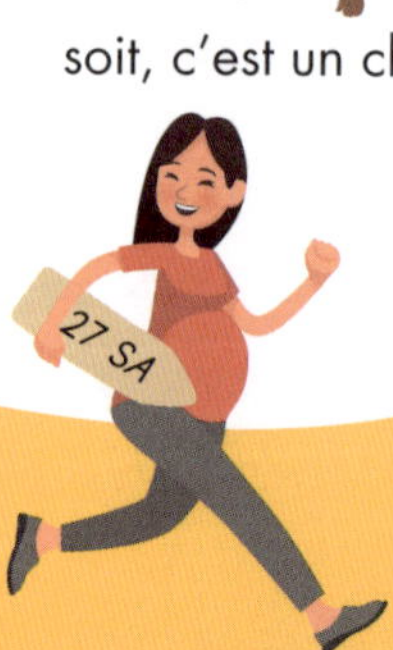

Sentir mon bébé bouger, c'est un vrai plaisir. Chaque jour, j'essaie de me connecter pleinement à lui afin de profiter de ces moments uniques dans ma vie.

Mon autocoaching

Comment je me sens :

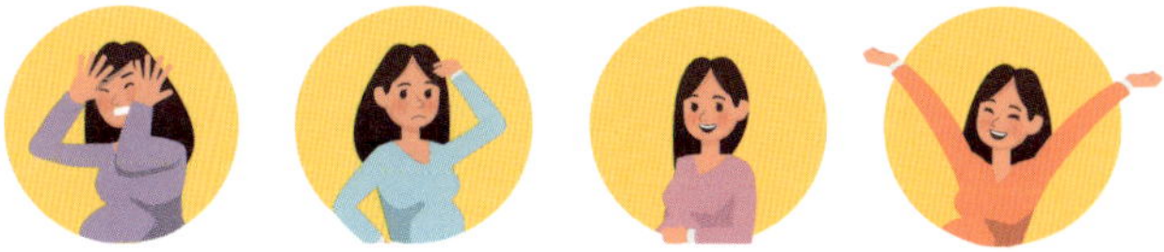

☐ ☐ ☐ ☐

Les jolis moments de ma semaine :

Mes rêves :

Ma to-do list :

Mes notes :

Une drôle de pensée qui m'a traversé l'esprit :

« »

Semaine de grossesse 25 (27 SA)

Mon bébé poursuit activement son développement, surtout au niveau cérébral. Moi, en revanche, j'ai l'impression de perdre quelques neurones... J'ai souvent des trous de mémoire !

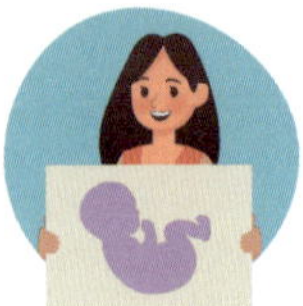

Mon bébé grandit

Il mesure 32 cm. Au bout de ses petits doigts, les ongles sont déjà présents. Son visage s'affine : le dessin de son nez est plus net, ses oreilles sont plus grandes, son cou se dégage, ses sourcils et ses cheveux poussent. Dans sa mâchoire, les dents de lait se mettent en place. Celles-là même qui, dans un an, nous feront vivre des moments difficiles lors des fameuses poussées dentaires ! Parfois, je le sens « sursauter » dans mon ventre : il a le hoquet !

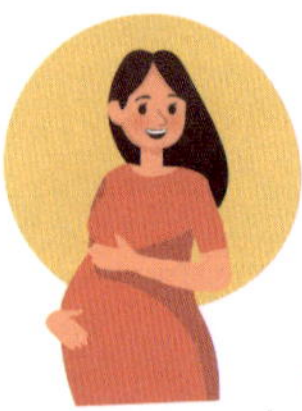

Mon corps change

Ma prise de poids peut se faire un peu plus rapide. Sans être obsédée par la balance, je fais tout de même attention. Pas question de faire un régime, simplement de manger équilibré : des fruits et légumes, des légumes secs, des céréales complètes, le tout cuisiné maison avec de bonnes graisses (huile d'olive pour la cuisson, huile de colza ou de noix pour les salades). À ce stade de la grossesse, l'anémie est courante. Mon bébé consomme en effet beaucoup d'oxygène. Or, pour son transport, l'oxygène a besoin de fer. Si ma prise de sang montre une anémie, on me prescrira une supplémentation en fer. Enfin, je peux ressentir quelques contractions, surtout en fin de journée. Tant qu'elles sont isolées et non douloureuses, je ne m'inquiète pas.

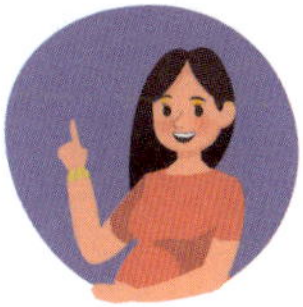

Je fais attention à moi

Une fois par semaine, je me fais un gommage du visage. Et pour éviter les substances chimiques, j'utilise les produits de ma cuisine. Pour une peau à tendance sèche : je mélange 2 cuillères à soupe de yaourt nature brassé, 2 cuillères à café de miel liquide et 2 cuillères à soupe de poudre d'amande. J'applique sur le visage avec des mouvements circulaires et, pour un effet hydratant maximum, je le laisse poser une dizaine de minutes. Ma peau est plutôt grasse ? Je mélange 2 cuillères à soupe de bicarbonate de soude et 2 cuillères à soupe d'huile de pépin de raisin. Et si je vais chez le coiffeur, j'opte pour des produits de soin et de coloration organiques sans produits toxiques. Il existe désormais des formules avec de très bons résultats esthétiques.

Je n'oublie pas

Je prends rendez-vous pour mes premières séances de préparation à l'accouchement si ce n'est pas encore fait. Je passe aussi un petit coup de fil à la crèche pour montrer ma motivation, car même si le bébé n'est pas encore né, il faut que je pense à son inscription.

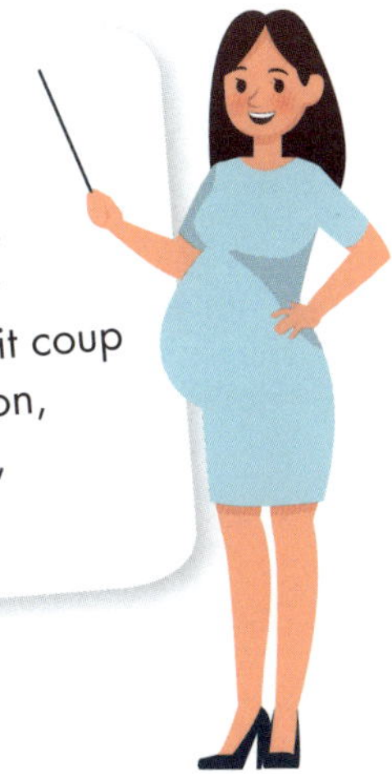

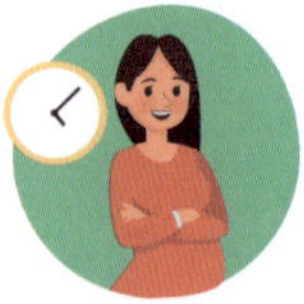

Je prends le temps de…

Je me lance dans quelques petites décos DIY pour la chambre de mon bébé afin qu'elle soit unique, comme lui ! Je fais selon mes préférences et aptitudes : un mobile en origami ou pompons, un attrape-rêve, son prénom en tricotin, un doudou en crochet… Je fais le plein d'idées sur Pinterest ou sur Instagram, des mines d'inspiration !

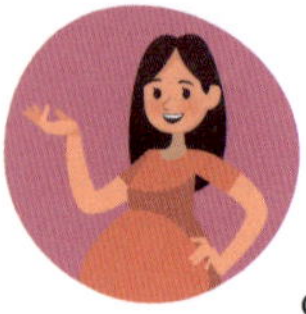

Et si…

Mon test de dépistage du diabète gestationnel est positif ? Pas de panique… Avec une bonne prise en charge, je devrais éviter les complications pour moi et mon bébé. L'objectif : équilibrer ma glycémie, que je vais devoir contrôler avec un lecteur glycémique 4 à 6 fois par jour. Un nutritionniste ou un diabétologue va me composer des menus personnalisés, avec des aliments à index glycémique bas ou moyen, et beaucoup de fibres (fruits, légumes). Un peu de marche tous les jours, c'est aussi très important.

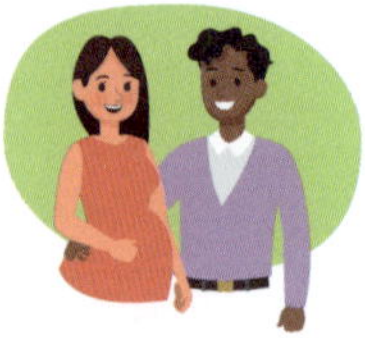

Avec mon entourage

« Combien de kilos tu as pris ? » Honnêtement, je n'aime pas trop que l'on me pose la question. Je trouve cela très personnel ! J'ai tout à fait le droit de ne pas répondre… Ce n'est pas parce que je suis enceinte que les personnes sont autorisées à tout savoir de ma vie !

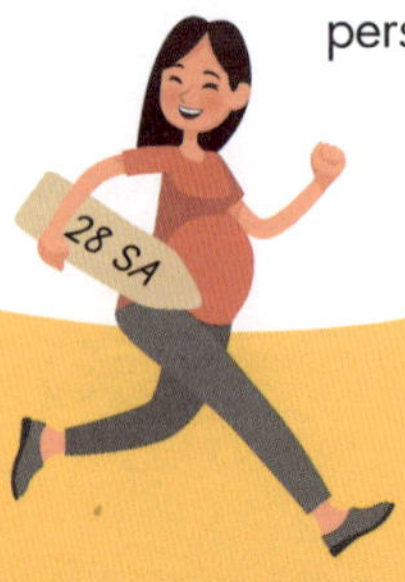

Dernière semaine avant le début du troisième trimestre. Va-t-on être prêts ? Je respire : un bébé a surtout besoin de parent aimants. Et nous le serons !

Mon autocoaching

Comment je me sens :

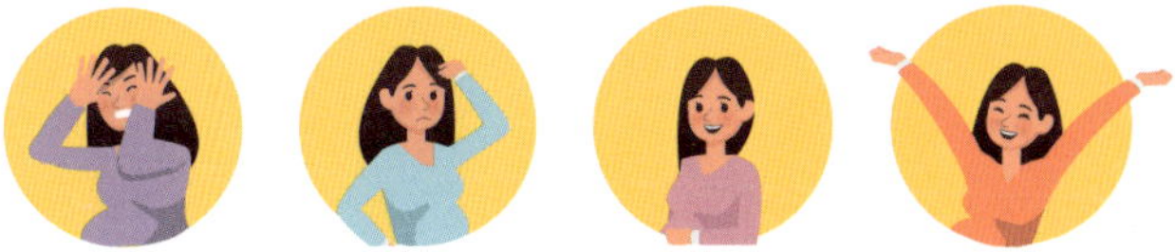

☐ ☐ ☐ ☐

Les jolis moments de ma semaine :

Mes priorités :

Les mots gentils de mes collègues :

Le film que j'ai vu et qui m'a émue :

« »

Mes notes :

Semaine de grossesse 26 (28 SA)

Me voici à la fin du deuxième trimestre de grossesse ! Mon bébé s'éveille encore plus au monde qui l'entoure : closes jusqu'à présent, ses paupières s'entrouvrent.

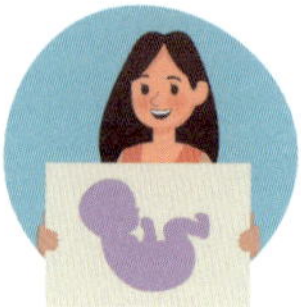

Mon bébé grandit

Il bouge beaucoup, touche la paroi utérine, s'amuse avec son cordon, entrouvre ses yeux, avale de plus en plus de liquide amniotique. Mais aucun risque que celui-ci ne vienne à manquer : il est renouvelé toutes les 3 heures. Le réseau de connexions entre les neurones s'étoffe : les axones, longs prolongements fibreux du neurone chargés de conduire l'influx nerveux, atteignent petit à petit la moelle épinière. Là, ils vont se rassembler entre eux et former les nerfs qui permettront à mon bébé de contrôler tous ses muscles.

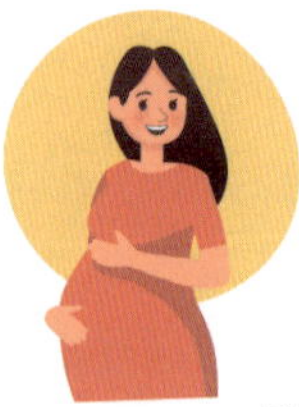

Mon corps change

Mon ventre a vraiment pris de l'ampleur. Il est presque à mi-hauteur entre mon nombril et mon sternum, et atteint maintenant le bord de mes côtes. Heureusement, sous l'effet de la progestérone, mes ligaments et articulations se font plus souples pour libérer de l'espace. Mais ce n'est pas sans conséquence sur mon transit... Fibres, hydratation et marche : c'est mon trio anti-constip' ! Il est aussi fréquent de souffrir de jambes lourdes, mais si cela survient brusquement, je consulte sans tarder. Ce peut être le signe d'une hypertension artérielle, une complication grave de la grossesse. Les autres signes à surveiller : une prise de poids rapide, des maux de tête, des sensations de mouches devant les yeux.

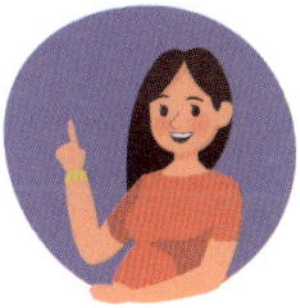

Je fais attention à moi

Mes pieds portent mon corps toute la journée, ils méritent bien un peu d'attention. Régulièrement, je leur offre un petit bain. Dans une grande bassine, je verse de l'eau tiède et j'ajoute au choix du gros sel ou du sel d'Epsom (anti-pieds gonflés), des feuilles de menthe (pour un effet fraîcheur) ou de l'eau florale d'hamamélis (apaisante). Je les masse ensuite avec du beurre de karité. J'en profite pour me faire quelques points de réflexologie plantaire ou les masser avec une balle à picot (à défaut une balle de tennis). Si j'ai des soucis au niveau des ongles, des callosités et autres petits bobos, je m'offre une séance de pédicure de pro chez le podologue.

Je n'oublie pas

Je prends rendez-vous pour la visite du 7e mois.

Je commence mes recherches pour l'assistante maternelle et je cherche également du côté des MAM (maisons d'assistantes maternelles) : c'est un bon compromis entre la crèche et l'assistante maternelle classique.

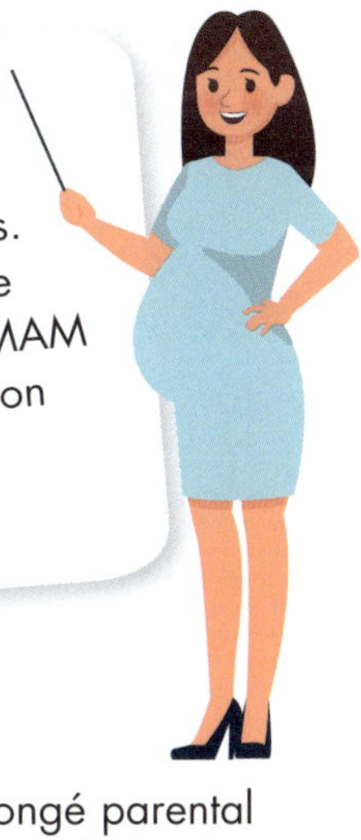

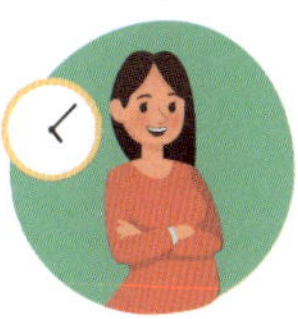

Je prends le temps de…

Je me renseigne sur les modalités du congé parental (si le papa ou moi envisageons de le prendre) et les différentes aides financières de la PAJE pour l'emploi d'une assistante maternelle ou d'une nourrice à domicile. Pratique, je peux simuler le prix du mode de garde sur le site de la CAF (monenfant.fr), et ainsi mieux prévoir notre budget.

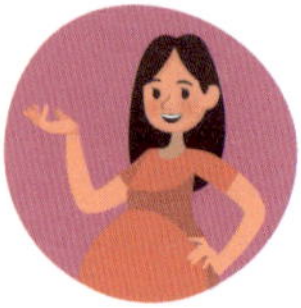

Et si...

J'ai une douleur qui apparaît brutalement au mollet, parfois associée à une rougeur et un gonflement ? Je consulte en urgence pour écarter une phlébite. Autres signes d'alerte : les œdèmes des jambes, des mains, du visage sont fréquents pendant la grossesse, mais il faut s'assurer qu'ils ne sont pas dus à une hypertension artérielle.

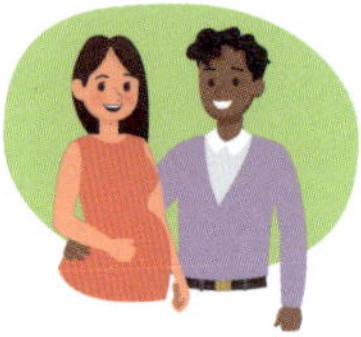

Avec mon entourage

On commence à nous demander ce dont nous avons besoin pour le bébé. Pourquoi ne pas faire une liste de naissance ? C'est un excellent moyen de préparer le trousseau à un moindre coût et notre entourage sera ainsi assuré de nous faire plaisir ! Quelques conseils : mettre des cadeaux à tous les prix, de l'utile et de l'agréable (tout le monde n'a pas envie d'offrir une poubelle à couches), de la déco, quelques vêtements... Je peux aussi mettre quelque chose d'un peu cher auquel chacun participera librement... mais je n'oublie pas que ça ne plaît pas à tout le monde. Reste à partager ma liste de naissance. Un message sur les réseaux sociaux, c'est efficace !

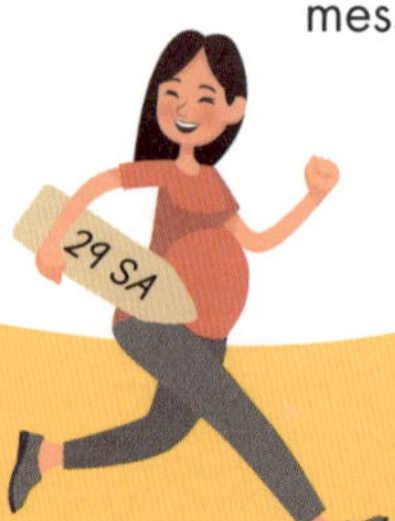

J'entame le dernier trimestre de grossesse. Pourtant, il me reste beaucoup de choses à faire jusqu'à la naissance. Et si j'allégeais ma liste ?

Autocoaching Changement

Comment je me sens :

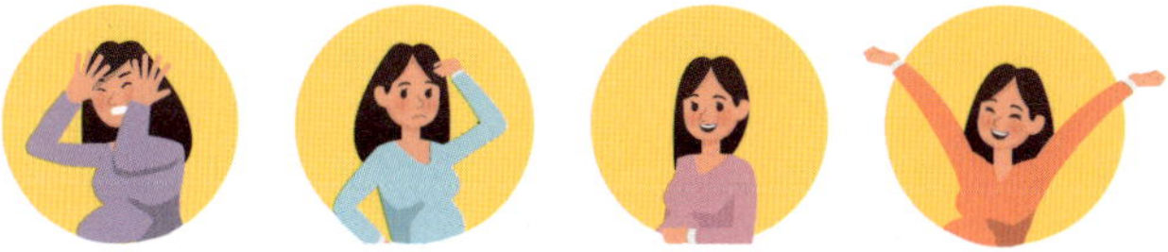

☐ ☐ ☐ ☐

Ce qui change avec mes collègues :

Ce qui change avec mes parents :

Ce qui change avec mes ami(e)s :

Mes notes :

La phrase que je me dis à moi-même :

« »

Mon bien-être

Mes exercices-clefs

1. La bascule du bassin pour soulager le dos

À quatre pattes, les bras dans le prolongement des épaules et les genoux dans le prolongement des hanches. À l'inspiration, arrondir le dos et à l'expiration, relâcher le dos. À la prochaine inspiration, cambrer le dos. Puis revenir à la position normale, etc.

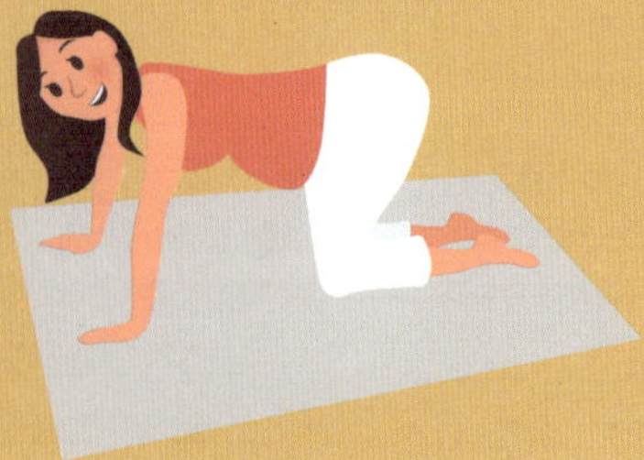

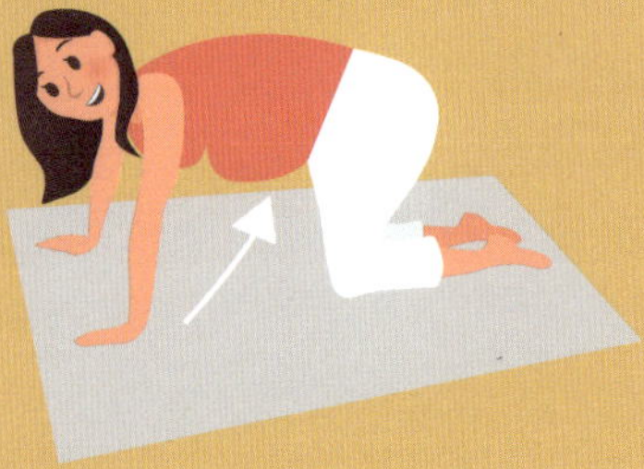

2. Les ailes de papillon pour renforcer le périnée et assouplir le bassin

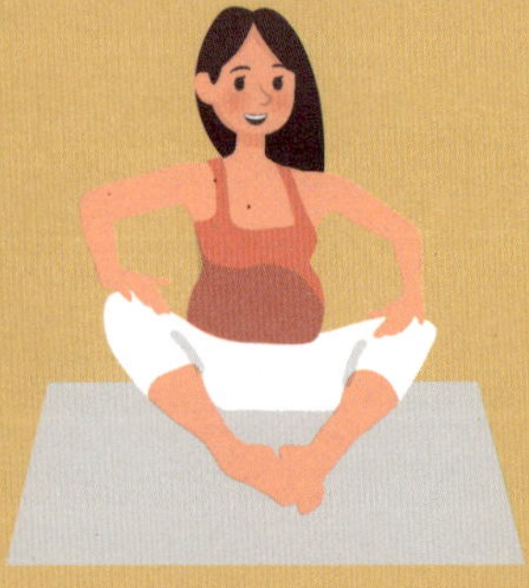

3. La torsion contre la constipation

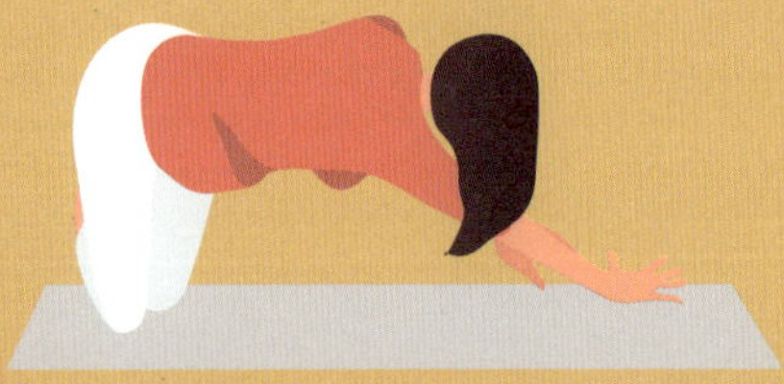

4. Les jambes en l'air contre les jambes lourdes

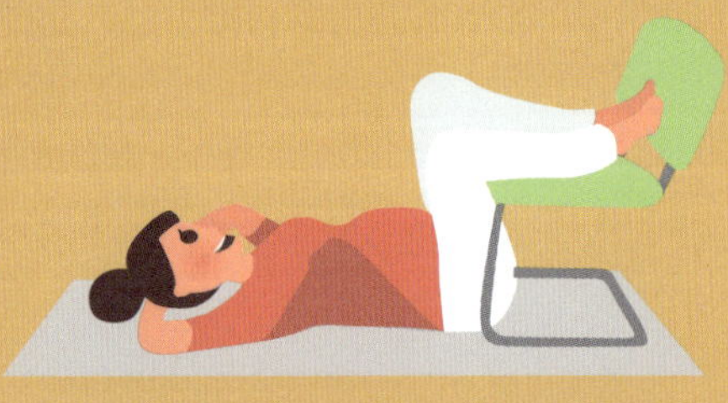

5. Mon exo sophro : les ballons « adieu soucis »

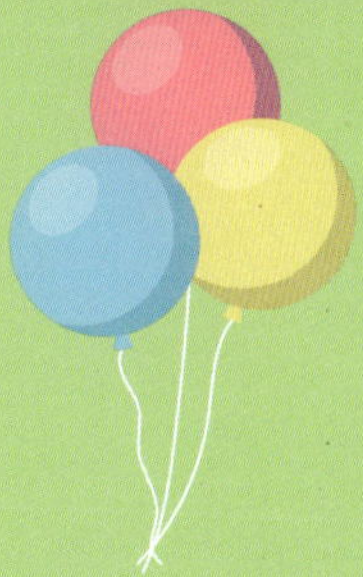

Lorsque je sens le stress monter, je m'assoie confortablement et je ferme les yeux. Je respire profondément et je visualise cette image : je tiens plusieurs ballons de baudruche de différentes couleurs. Dans le ballon rose, je mets une première chose qui m'inquiète (les travaux de la chambre non terminés, par exemple). Dans le ballon jaune, une seconde (ce gros dossier au travail). Dans le vert, une troisième (ma peur de l'accouchement). Et ainsi de suite. Puis, je laisse s'envoler les ballons dans le ciel et les regarde s'éloigner loin, loin… comme mes soucis.

Pour bien dormir

- [ ] J'évite les écrans en soirée.
- [ ] Je me lève et je me couche à heures fixes.
- [ ] J'utilise un coussin d'allaitement pour trouver une position confortable (en chien de fusil, sur le côté gauche).
- [ ] Je me mets à la méditation ou à une autre méthode de relaxation.
- [ ] Je bois une tisane de camomille romaine, d'oranger, de tilleul ou de verveine (à partir du second trimestre).
- [ ] Je teste l'homéopathie : *Gelsemium* 15 CH, 5 granules 2 à 3 fois par jour si la perspective de l'accouchement m'empêche de trouver le sommeil ; *Sepia* 15 CH en cas de réveils nocturnes avec anxiété.

Sport

Marche
Natation
Gymnastique douce
Yoga prénatal

Ski
Équitation
Sport collectif
Sport de combat
Plongée

« Attendre un bébé. t'attendre.
Je trouve qu'on devrait plutôt dire
" je me prépare à avoir un enfant ",
car il y a tant de bouleversements,
tant de transformations.
Cela n'a rien d'une attente passive. »

7e mois

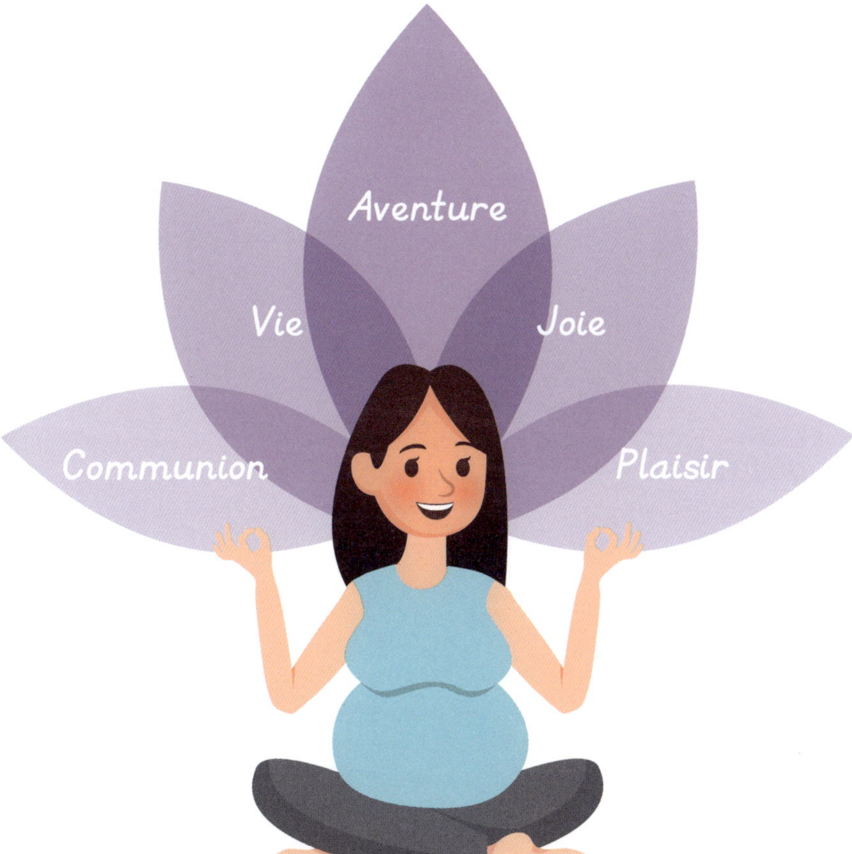

Semaine de grossesse 27 (29 SA)

Ce 7e mois est celui de l'éveil des sens pour mon bébé. Son système nerveux se perfectionne : il entend, perçoit le goût du liquide amniotique, ressent avec sa peau.

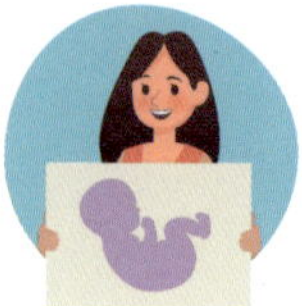

Mon bébé grandit

Ça y est : mon bébé a atteint les 1 kg. D'ici à la naissance, il va donc encore tripler son poids. Je me demande où il va trouver la place… mais il va le faire ! Il avale beaucoup de liquide amniotique lors de ses mouvements pseudo-respiratoires de plus en plus fréquents et réguliers. Au fur et à mesure de l'avancement de la grossesse, le placenta est de plus en plus perméable, et laisse passer les molécules aromatiques. Mon bébé élargit ainsi sa palette olfactive et gustative grâce au liquide amniotique dont le « goût » peut varier selon mon alimentation.

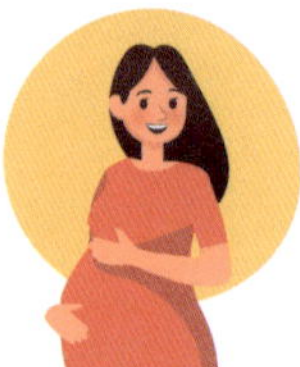

Mon corps change

En grandissant, mon utérus monte de plus en plus haut. Pour l'accueillir, ma cage thoracique se déploie un peu. Revers de la médaille : mon diaphragme est comprimé, si bien que j'ai parfois l'impression de ne pas pouvoir respirer à fond. Ça appuie en bas aussi, et notamment sur ma vessie déjà distendue sous l'effet des hormones. Résultat : j'ai souvent envie d'aller aux toilettes ! Mais je continue de bien m'hydrater, pour éviter l'infection urinaire. Même si je me sens encore en pleine forme, et même si la grossesse n'est pas une maladie, je dois tout de même commencer à me ménager.

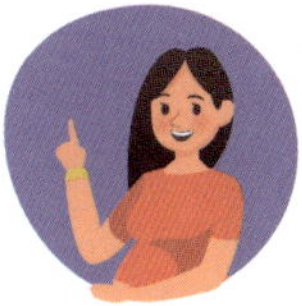

Je fais attention à moi

Je m'offre – ou me fais offrir – un massage prénatal. Moment de détente garantie ! Cela peut également avoir une action bénéfique sur ma circulation sanguine et lymphatique, m'aider à mieux appréhender les changements de mon corps, à me recentrer sur moi et mon bébé. Me sentir maternée peut me faire beaucoup de bien. Je veille simplement à choisir un praticien formé au massage prénatal.

Je n'oublie pas

Durant ce dernier trimestre, certains signes doivent m'amener à consulter sans tarder : des contractions fréquentes et douloureuses, une température dépassant 38,5 °C, des pertes de sang, des signes d'infection urinaire, des maux de tête inhabituels, des troubles de la vue, des bourdonnements dans les oreilles, des douleurs abdominales, une diminution ou un arrêt des mouvements du bébé, une prise de poids soudaine, des œdèmes apparus brusquement.

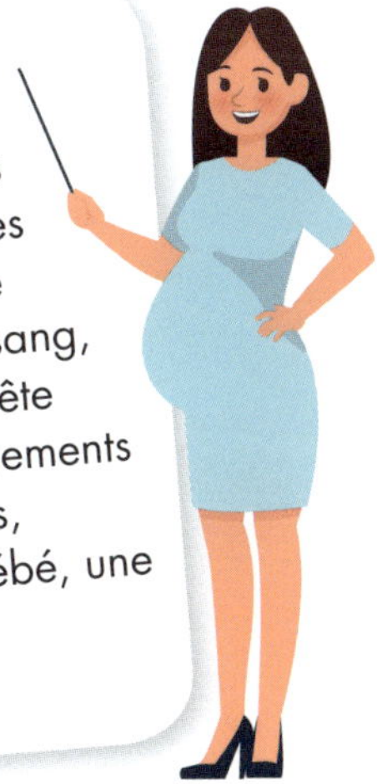

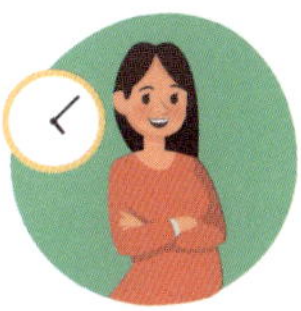

Je prends le temps de…

À trois mois de la naissance, l'aspect matériel peut commencer à me stresser. Serons-nous prêts pour l'arrivée du bébé ? Bien sûr que oui ! Dans l'absolu, un bébé a uniquement besoin d'amour, d'être nourri et de dormir. On relâche donc la pression. Je fais une liste de ce qu'il nous reste à faire, ce qui est prioritaire, ce que je peux faire, ce dont le futur papa a la charge, ce que l'on peut déléguer, ce qui peut attendre un peu. J'en profite pour réfléchir à ce que je veux offrir à mon bébé, le type d'environnement et de valeurs, au-delà de tout cet aspect matériel.

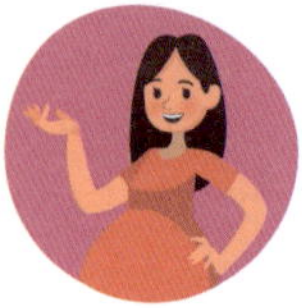

Et si...

Je suis arrêtée avant mon congé maternité ? C'est considéré comme un arrêt maladie classique. Les indemnités journalières s'élèvent donc à 50 % de mon salaire journalier de base (calculé sur la moyenne des salaires bruts des trois derniers mois travaillés). Je n'oublie pas d'envoyer mon arrêt dans les 48 heures à mon employeur et à la CPAM. Le « congé pathologique prénatal » est quant à lui un arrêt de 14 jours consécutifs indemnisé comme le congé maternité (soit votre salaire soumis à cotisations diminué de 21 %, plafonné à 86 euros par jour).

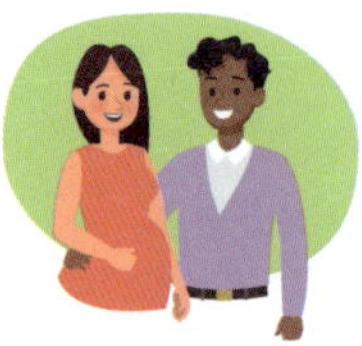

Avec mon entourage

Ma meilleure amie me propose d'organiser une *baby shower* ? J'aime bien l'idée d'une fête, mais le côté cadeaux-déco-américain ne me plaît pas trop. Je souhaiterais quelque chose de plus spirituel, qui colle à mon côté bohème ? Je peux faire une *blessing way*. Cette cérémonie inspirée des traditions navajos est organisée pour accompagner la future maman dans son chemin vers la maternité. Massages, méditations, chants, moulage du ventre ou belly painting, couronnes de fleurs : on célèbre la vie avec différents rituels.

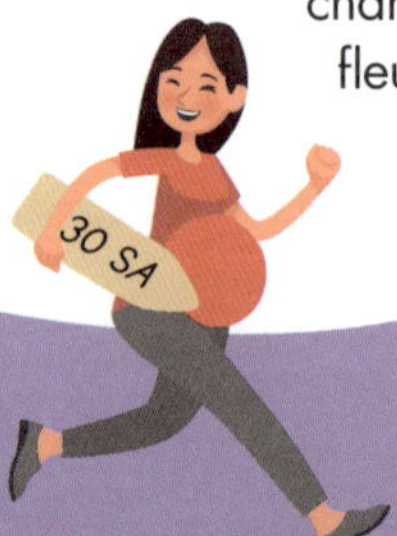

Mon bébé ne comprend pas que je lui dis avec douceur et amour, mais il en perçoit très bien l'intonation. J'encourage le papa à lui parler aussi.

Mon autocoaching

Comment je me sens :

☐ ☐ ☐ ☐

Les jolis moments de ma semaine :

....

....

....

....

Mes priorités :

....

....

....

....

....

....

Mes notes :

....

....

....

....

....

....

La phrase que je dis à mon bébé :

« ....

....

....

....

.... »

Semaine de grossesse 28 (30 SA)

Mon bébé bouge beaucoup, et je peux même parfois percevoir son petit poing ou son pied glisser sous mon ventre. C'est un peu étrange comme sensation, mais je ne m'en lasse pas !

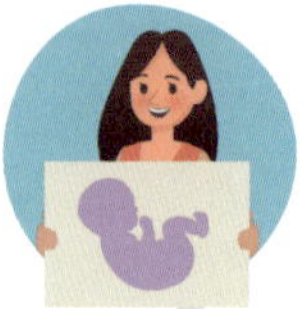

Mon bébé grandit

Il mesure 35 cm pour un peu plus d'1 kg. Au cours de ce 7e mois, il va prendre environ 500 g, puis près de 1 kg les derniers mois. Petit à petit, il se remplume, et grâce à la fine couche de graisse qui s'accumule sous sa peau, celle-ci est de moins en moins fripée. Mais il lui faudra encore plusieurs semaines dans mon ventre pour arborer les courbes d'un bébé bien dodu. Il évolue dans un univers très sonore, et grâce à son système auditif qui a gagné en maturité, il est très attentif à tous ces bruits, internes et externes. Des études ont même montré qu'à la naissance, le nouveau-né savait reconnaître la voix de sa maman.

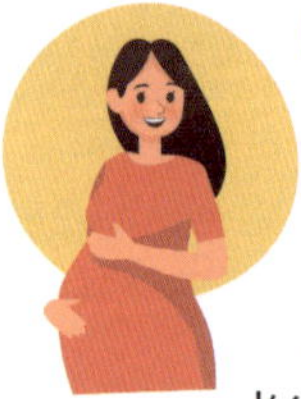

Mon corps change

Constipation, remontées acides, crampes nocturnes, troubles du sommeil, mal de dos, sciatique… Avec un ventre de plus en plus volumineux et les hormones qui préparent petit à petit l'accouchement, c'est tout l'équilibre de mon corps et ses différents systèmes qui sont mis à mal. J'ai une douleur lancinante au niveau de l'anus, voire une boule tuméfiée ? Eh oui, comme beaucoup de futures mamans, la grossesse est souvent la première rencontre avec… les hémorroïdes !

Je me rassure : ce n'est pas grave, même s'ils saignent (rouge). C'est désagréable et parfois franchement douloureux. J'en parle à mon médecin traitant, gynécologue ou sage-femme, sans honte.

Je fais attention à moi

Pour prévenir les hémorroïdes, je veille à lutter contre la constipation. Je connais déjà le b.a.-ba anti-constip'… Trop tard, les hémorroïdes sont là ? En attendant de consulter et d'avoir une prescription spécifique (pas d'automédication), je peux soulager l'inflammation en appliquant 2 à 3 fois par jour un peu de gel d'aloe vera, éventuellement mélangé à parts égales avec de l'extrait fluide d'hamamélis. Certaines plantes (cassis, myrtille, hamamélis…) aident à booster la circulation sanguine, mais je demande conseil à mon pharmacien avant de prendre quoi que ce soit. Enfin, le bain de siège (15 minutes dans de l'eau froide) n'est pas très glamour… mais soulage bien !

Je n'oublie pas

Je prends rendez-vous pour la troisième échographie à réaliser vers 32 SA et chez l'anesthésiste dans le courant du 8e mois. Même si j'envisage un accouchement sans péridurale, je ne fais pas l'impasse sur cette consultation. On ne sait jamais ce qui peut arriver : je peux changer d'avis le jour J, avoir besoin d'une anesthésie pour une césarienne, etc.

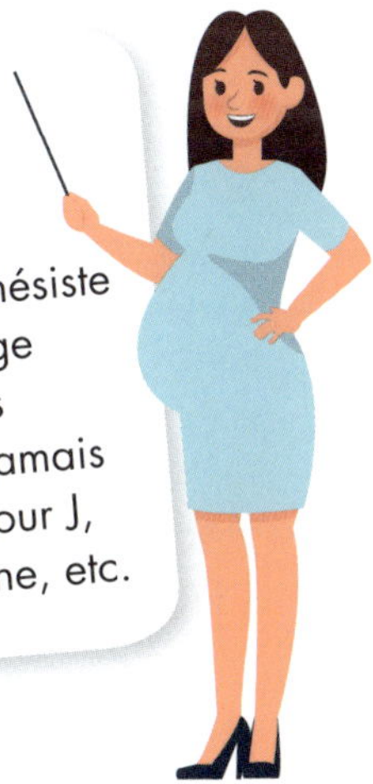

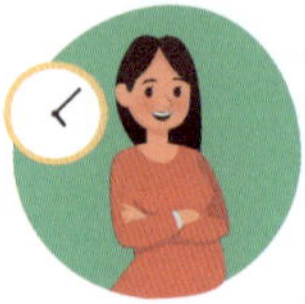

Je prends le temps de...

Je réfléchis au faire-part. Si j'opte pour du DIY qui nécessite un peu de travail manuel, j'attends de profiter de mon congé maternité pour faire un max de choses. Ce n'est pas quand bébé sera là que j'aurais le temps !

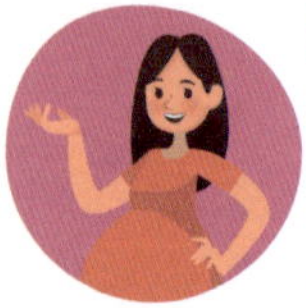

Et si...

J'ai des contractions assez fréquentes et douloureuses ? Je consulte sans tarder ou je me rends aux urgences obstétricales. On contrôlera mon col et on me fera un monitoring pour évaluer l'intensité et la fréquence des contractions.

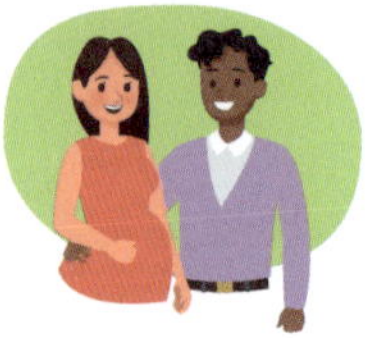

Avec mon entourage

L'heure du congé maternité approche... Je prépare mon départ en prévenant mes clients et contacts pro, en rangeant mes dossiers, en faisant du tri dans mon ordi, en rédigeant un mémo pour mon remplaçant(e). En tant que freelance, profession libérale, auto-entrepreneur, la tâche est plus délicate : comment s'octroyer quelques semaines de repos sans perdre une clientèle déjà durement gagnée ? Je préviens mes clients au plus tôt de mon départ en congé maternité, je les rassure sur mon retour, sur la présence d'un remplaçant, etc.

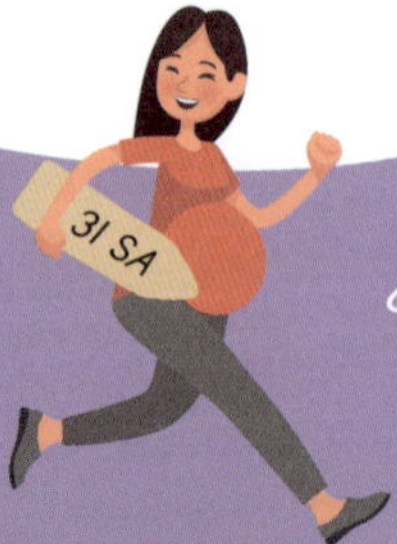

Mon bébé prend de plus en plus de place dans mon corps, dans mes pensées. Mon mode de vie n'est peut-être plus très bien adapté. J'adapte mon emploi du temps.

Autocoaching Sensations

Comment je me sens :

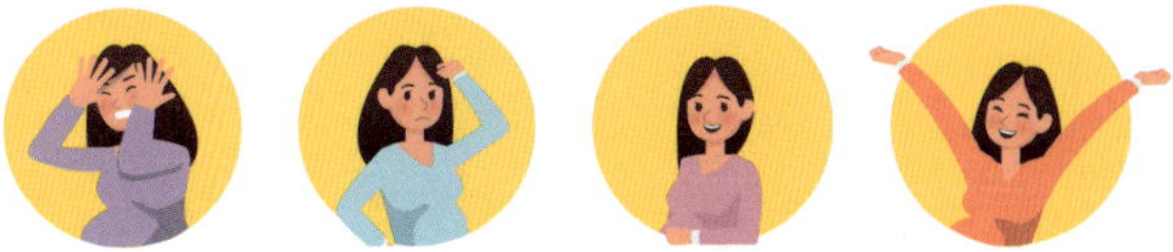

Les odeurs que j'aime :

Les parfums que je mets :

Mes plats fétiches :

Les odeurs et les aliments que je n'aime plus :

Ce que je ressens quand mon bébé bouge :

« »

Semaine de grossesse 29 (31 SA)

Mon ventre commence vraiment à être pour le moins… encombrant ! Et pourtant, il me reste encore deux mois. Ils sont importants pour que mon bébé soit vraiment prêt.

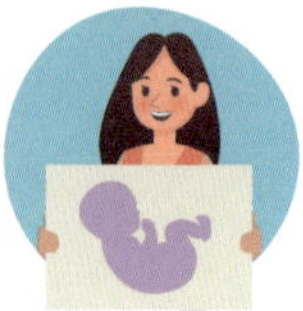

Mon bébé grandit

Mon bébé mesure 36 cm pour 1,3 kg. Il bouge encore beaucoup, mais il commence à se sentir à l'étroit dans mon ventre. Il a peut-être déjà fait son ultime pirouette afin de se retrouver tête en bas pour la naissance. On le saura la semaine prochaine, à l'échographie. Son estomac, son foie et ses reins fonctionnement désormais parfaitement. Tous ses sens sont en plein éveil : la vue, le toucher, l'ouïe, mais aussi le goût, *via* mon alimentation qui parfume le liquide amniotique. Et déjà *in utero*, mon bébé affiche une nette préférence pour le sucré !

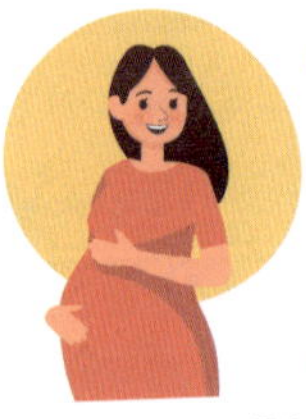

Mon corps change

Mon ventre est bien haut : le haut de l'utérus est à mi-chemin entre mon nombril et ma poitrine. Pour se faire de la place, il pousse mes intestins et mon estomac vers mon diaphragme qui, du coup, a un peu moins de place pour bouger. Résultat : j'ai du mal à prendre de grandes inspirations. Entre crampes nocturnes, envies fréquentes d'uriner, bébé qui fait la fête dans mon ventre, mal de dos et petites angoisses, mes nuits sont de moins en moins reposantes. Pour trouver une position confortable, j'utilise mon coussin d'allaitement et j'essaie de privilégier le côté gauche afin d'éviter la compression de la veine cave.

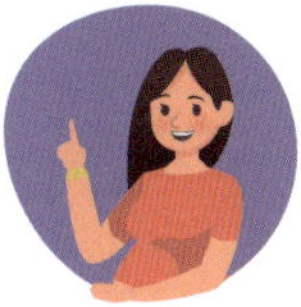

Je fais attention à moi

En cette fin de grossesse, mon bébé pioche allègrement dans mon stock de magnésium. Et pourtant, j'en ai grand besoin moi aussi ! Parce que le magnésium intervient dans de nombreux mécanismes, sa carence peut favoriser différents maux : anxiété, troubles du sommeil, constipation, crampes et fourmillements, palpitations, essoufflement. Il pourrait même contribuer à prévenir l'accouchement prématuré. Au menu : des légumineuses, des oléagineux (noix, amande, noix de cajou…), des céréales complètes, légumes à feuilles vert foncé, du germe de blé.

Je n'oublie pas

Je reste vigilante en cuisine. À ce stade de la grossesse, certains virus et bactéries peuvent traverser la barrière placentaire et être dangereux pour mon bébé. C'est notamment le cas de la listériose et de la toxoplasmose.

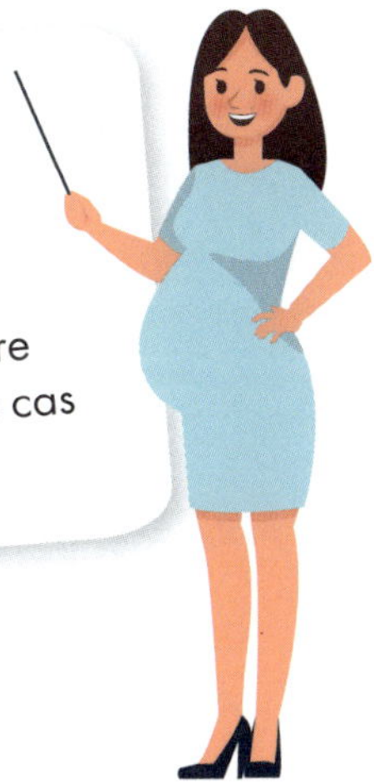

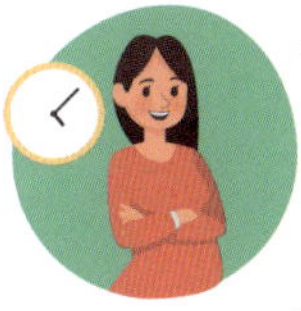

Je prends le temps de…

J'emporte mon projet de naissance lors de la consultation du 7e mois, si j'en ai fait un. Ce projet est avant tout un support de communication avec l'équipe qui me prendra en charge le jour de l'accouchement, mieux vaut donc en avoir parlé en amont. Si certains points posent problème, j'en discute avec la sage-femme ou le gynécologue.

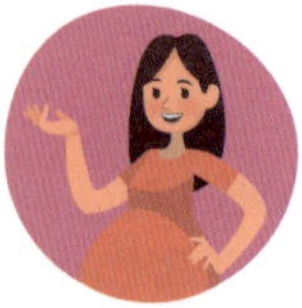

Et si…

J'ai des fourmillements dans le pouce, l'index et le majeur, une sensation d'engourdissement ? Il s'agit peut-être du syndrome du canal carpien, qui touche jusqu'à 25 % des futures mamans. Ce n'est pas grave mais cela peut devenir handicapant au quotidien avec, dans les cas les plus sévères, une perte de sensibilité et de force dans les doigts. J'en parle à mon médecin, un traitement est possible, même durant la grossesse.

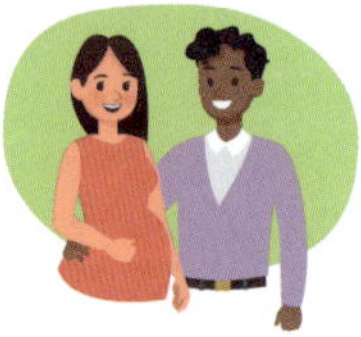

Avec mon entourage

Je m'entoure de personnes bienveillantes, positives. Je n'ai pas envie de mauvaises ondes pour cette dernière ligne droite de ma grossesse. Et j'accepte les mains que l'on me tend : je ne suis pas une *super woman*, je peux avoir besoin d'aide (et je garde bien en tête ce conseil pour quand je serai maman…).

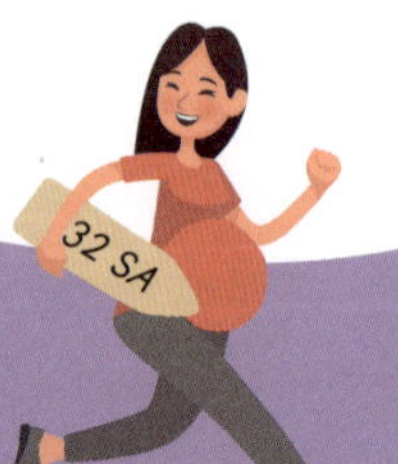

Je continue de remplir mon petit calendrier des évènements agréables. Ce peut être, par exemple, l'achat de la première tenue de notre bébé !

Mon autocoaching

Comment je me sens :

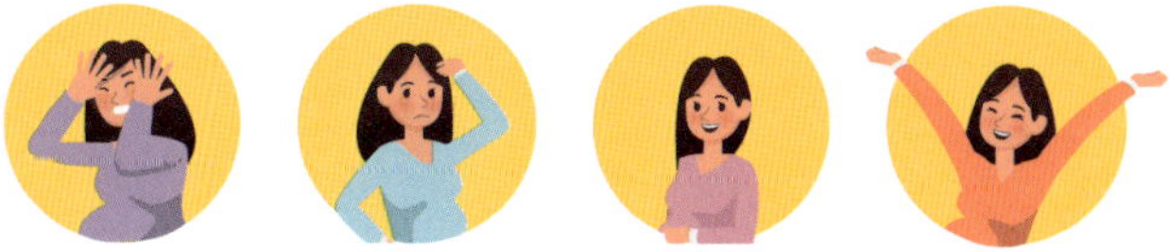

☐ ☐ ☐ ☐

Les jolis moments de ma semaine :

Mes envies :

Mes notes :

Une phrase de mon compagnon :

« »

Semaine de grossesse 30 (32 SA)

Les principaux organes de mon bébé fonctionnent, à l'exception de ses poumons qui nécessitent encore quelques semaines de maturation.

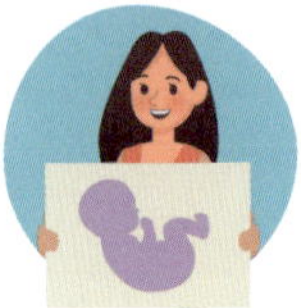

Mon bébé grandit

Mon bébé mesure 37 cm pour 1,5 kg. D'ici à la naissance, il va encore doubler son poids ! Sa moelle osseuse produit désormais la majeure partie de ses globules rouges. Ses reins et ses intestins fonctionnent, mais ses poumons ne sont pas encore matures. Si c'est un garçon, ses testicules commencent à descendre pour rejoindre les bourses. Si c'est une fille, elle constitue déjà son stock d'ovocytes pour devenir à son tour maman ! Si mon bébé naissait maintenant, il serait un prématuré moyen (entre 32 et 36 SA).

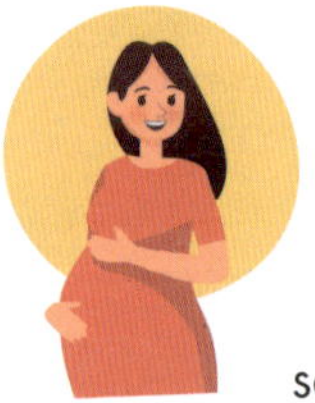

Mon corps change

L'énergie du second trimestre s'éloigne et il m'arrive de me sentir fatiguée, voire lasse… Les hormones recommencent à jouer sur mon humeur, ma libido. Mes seins sont prêts pour allaiter si c'est mon souhait. Je peux d'ailleurs ressentir de petits picotements au niveau des mamelons, et même avoir de très légers écoulements de lait jaune-orangé. C'est le fameux colostrum, ce liquide ultra nutritif qui nourrira, si j'allaite, mon bébé avant la montée de lait. Mais si je n'ai aucun de ces signes, je ne m'inquiète pas : cela ne prédit en rien ma capacité à allaiter ou non.

Je fais attention à moi

Dans mes gestes du quotidien, je veille à adopter la bonne position pour limiter le mal de dos : pour me baisser, je ne me penche pas en avant, mais je plie les genoux en essayant de garder la colonne droite. Pour sortir de mon lit, je me mets sur le côté, puis pose mes pieds à terre. Et, toujours, les exercices de bascule du bassin et mon fil imaginaire qui me tire vers le haut quand je suis debout.

Je n'oublie pas

La troisième et dernière échographie, durant laquelle on contrôlera la bonne croissance de mon bébé, sa vitalité, la quantité de liquide amniotique et la position de mon placenta. Grâce à un logiciel, on estimera le poids de mon bébé avec une marge d'erreur de plus ou moins 10 %. On vérifiera s'il s'est retourné tête en bas en vue de la naissance.

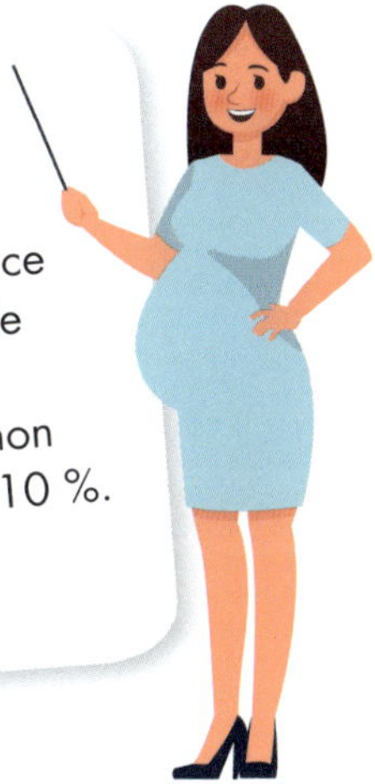

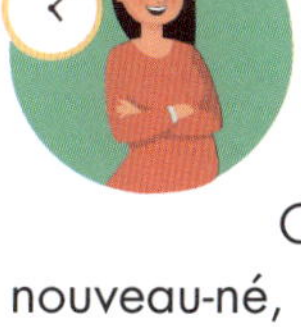

Je prends le temps de…

Si j'envisage de porter mon bébé en écharpe, je m'inscris à un cours de portage. Ce mode de portage est très bénéfique pour le bébé… s'il est bien utilisé. Or, face à cette grande écharpe de 2-3 mètres et un nouveau-né, ce n'est pas toujours évident au début. En berceau, croisé simple ou croisé enveloppant : j'apprends les différentes méthodes avec une animatrice. C'est plus sûr qu'avec un tutoriel sur

Internet ! Ce sera également l'occasion de rencontrer d'autres futures mamans.

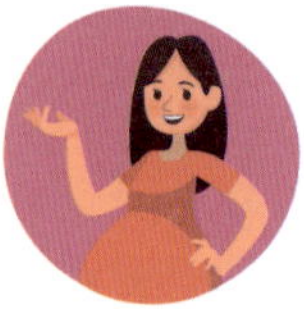

Et si…

J'ai un placenta « praevia » ou « bas inséré » ? Cela signifie qu'au lieu d'être au fond ou sur les côtés de mon utérus, mon placenta est près du col, et peut même parfois le recouvrir (placenta recouvrant). Sous l'effet des contractions de fin de grossesse, il arrive qu'un placenta praevia soit à l'origine de saignements. Dans ce cas, je consulte en urgence. Et le jour J ? Un placenta praevia n'empêche pas un accouchement par les voies naturelles, sauf s'il recouvre complètement le col. Une césarienne doit alors être réalisée.

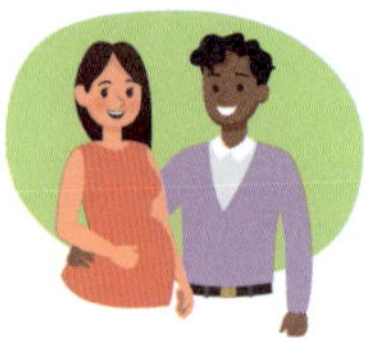

Avec mon entourage

Parfois je suis un peu susceptible ; j'ai l'impression de me sentir incomprise. Je voudrais plus d'attention et en même temps je veux qu'on me laisse tranquille… Bref, c'est un peu compliqué. À l'approche de la naissance, je vais en effet entrer dans ma bulle, centrée sur mon bébé. Et j'ai hâte d'être en congé maternité pour pouvoir vraiment le faire !

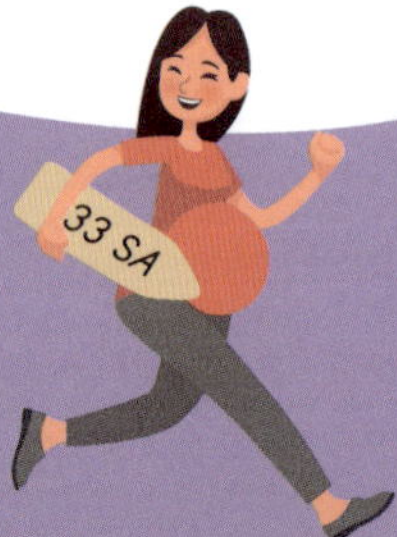

Je vais entamer mon huitième mois.
Plus que deux mois, encore deux mois…
La naissance me paraît encore lointaine
et en même temps proche.
Et si tu arrivais plus tôt que prévu ?

Mon autocoaching

Comment je me sens :

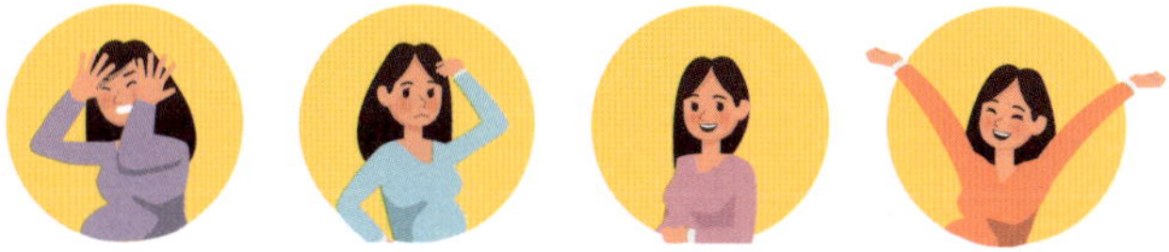

☐ ☐ ☐ ☐

Les jolis moments de ma semaine :

Mes petites astuces au quotidien :

Ma to-do list pour la maison :

Mes notes :

Une phrase qui m'a touchée :

« »

Mon shopping puériculture

L'essentiel

Un landau 3-en-1 (nacelle-cosy-poussette).

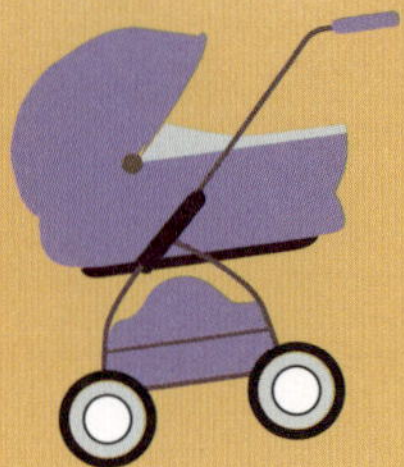

Un porte-bébé physiologique ou une écharpe (+ un cours d'initiation au portage).

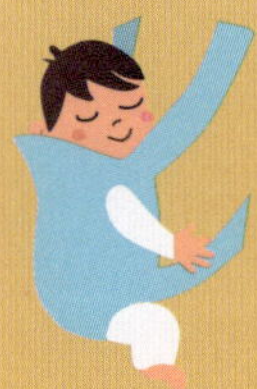

Un siège-auto.

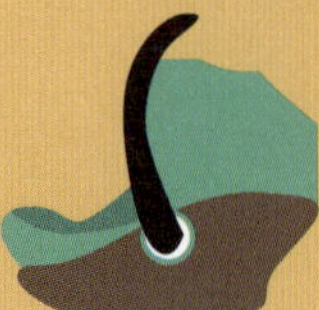

Une baignoire bébé ou une shantala.

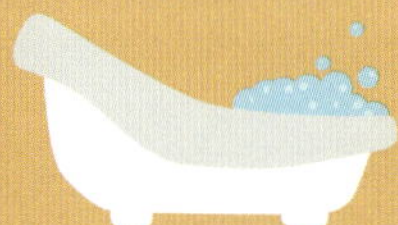

Un lit bébé, un matelas neuf, des draps-housses en coton.

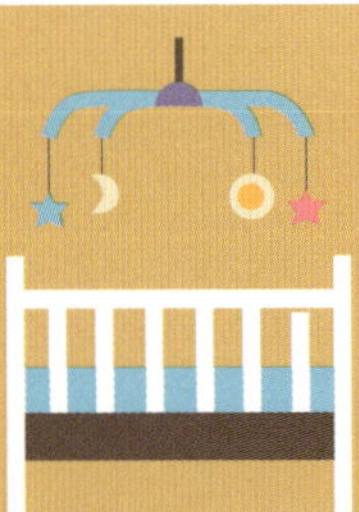

Des turbulettes.

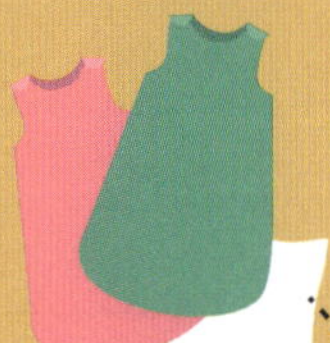

Des langes à tout faire.

Un transat.

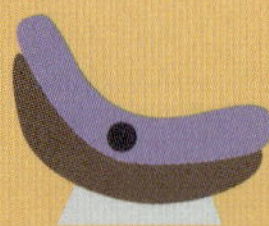

Une table à langer et un matelas à langer.

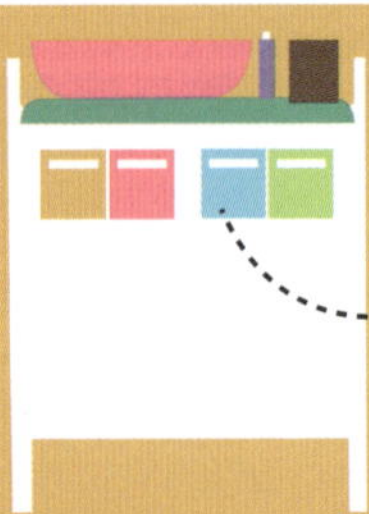

Le nécessaire de change : couches, carrés de coton, liniment oléocalcaire.

Les bons plans

- ✓ Les soldes, les ventes privées.
- ✓ Le prêt entre famille/copines.
- ✓ L'achat d'occasion sur les sites, vide-greniers spécial enfant, bourses puériculture (en faisant attention à l'état du matériel et aux normes de sécurité).

Le clairement facultatif
(voire inutile ou dangereux)

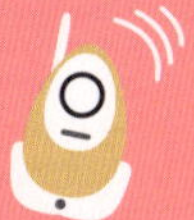

- Le babyphone. Si vraiment c'est nécessaire, choisir un modèle analogique (moins d'ondes), avec un mode VOX.
- Le tour de lit. C'est joli, mais déconseillé en prévention de la mort subite du nourrisson.
- Le cale-bébé. On ne met rien dans le lit… à part bébé !
- Un couffin. C'est mignon, mais bébé n'y restera que quelques semaines.
- Un transat qui berce, chante, tournoie… Bébé préférera vos bras.

Conseils écolo-sécurité

- ☐ Faire les travaux dans la chambre bien en amont de la naissance et aérer la pièce régulièrement.
- ☐ Choisir une peinture avec l'écolabel européen ou NF Environnement, étiquetée A+ ou A.
- ☐ Pour limiter l'exposition au formaldéhyde, choisir des meubles en bois massif, ou à défaut des meubles en aggloméré NF Environnement Ameublement et les laisser « dégazer » plusieurs semaines.
- ☐ Pour les matelas et textiles : écolabel Fleur de l'UE, Oeko-Tex Standard 100, Ecocert, Naturtextil.
- ☐ Pour les produits de soin : labels Cosmétique BIO, Ecocert, Nature & Progrès.
- ☐ Choisir du matériel puériculture « conforme aux exigences de sécurité ».

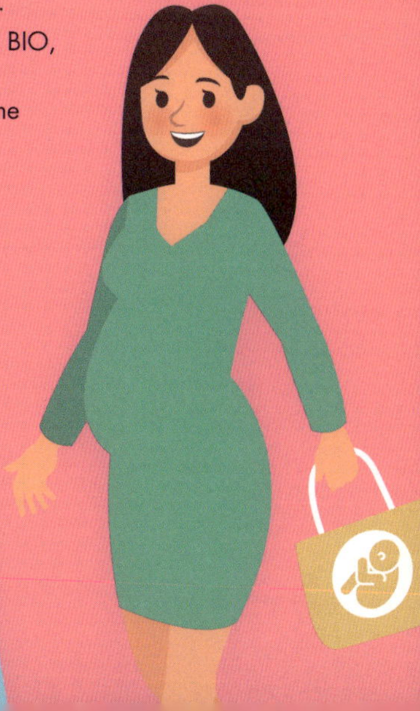

Les petits plus pratiques

+ Le transat de bain, rassurant pour les parents débutants.
+ Un fauteuil confortable pour nourrir paisiblement bébé la nuit.
+ Un side-bed pour les mamans allaitantes (l'alternative sécure au cododo).

“ À qui vas-tu ressembler ?
Peut-être à personne ?
Et si je ne te “reconnaissais” pas ?
Et si au contraire
je te connaissais déjà ? ”

8e mois

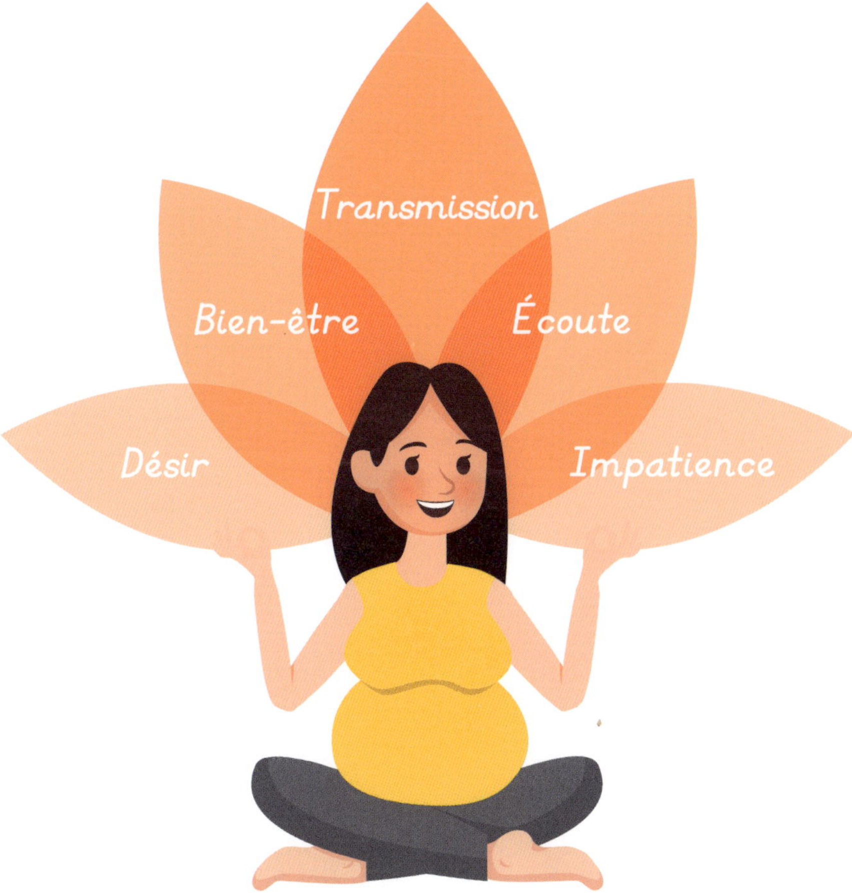

Semaine de grossesse 31 (33 SA)

Moi qui suis réfractaire au travail manuel,
je me lance dans des DIY pour mon bébé !
Je lui prépare son nid.

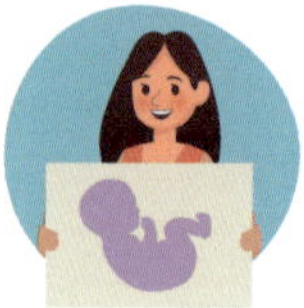

Mon bébé grandit

Mon bébé mesure 39 cm pour 1,7 kg. Au cours de ce 8e mois, il va prendre en moyenne 225 g par semaine, soit près d'1 kg. Sous sa peau, la graisse brune se forme en fine couche. Elle lui tiendra chaud à la naissance. Ses yeux sont ouverts et, désormais, ses pupilles se dilatent en réaction à la lumière extérieure. Ses glandes surrénales sont de plus en plus actives. Elles sécrètent le cortisol, une hormone indispensable pour fabriquer le surfactant, cette substance graisseuse qui va enduire toutes les alvéoles pulmonaires et leur permettra de ne pas se rétracter à la naissance. À la dernière échographie, on a pu vérifier s'il s'était retourné ou pas. Dans 95 % des cas, oui !

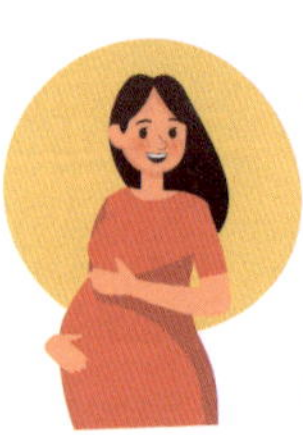

Mon corps change

Au fur et à mesure que l'échéance approche, mon bébé prend de plus en plus de place dans mes pensées, mon quotidien… et mon ventre ! La nature étant bien faite, mon utérus s'étire au fur et à mesure que mon bébé grandit. Il va ainsi multiplier par 500 son volume. Ma peau a tendance à être sèche et à gratter, notamment sur le ventre. Je veille à bien l'hydrater avec de l'huile végétale (coco, amande douce). Mais si de fortes démangeaisons apparaissent brusquement sur mes mains, la plante des pieds, voire le corps entier, je consulte sans tarder. Il peut s'agir d'une cholestase gravidique, une complication du foie rare (0,5 % à 0,8 % des futures mamans touchées), mais dont il faut savoir reconnaître les signes.

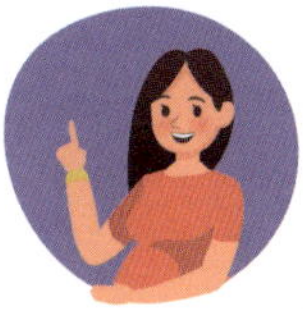

Je fais attention à moi

Pour faciliter la mobilité de mon bassin le jour J et soulager les douleurs lombaires, je fais quelques exercices sur un gros ballon (avec lequel s'amusera dans quelques années mon enfant !). Assise dessus, stable, les pieds à plat sur le sol et écartés à la largeur des hanches, je fais des mouvements de bassin d'avant en arrière, de gauche à droite, en rond. Je peux aussi faire mes exercices de bascule du bassin debout ou allongée sur le dos, les genoux pliés.

Je n'oublie pas

Je prépare ma valise pour la maternité, mon sac d'accouchement, le trousseau de mon bébé et mon dossier médical où sont rassemblés tous mes examens de grossesse, ma carte Vitale, le livret de famille, etc.

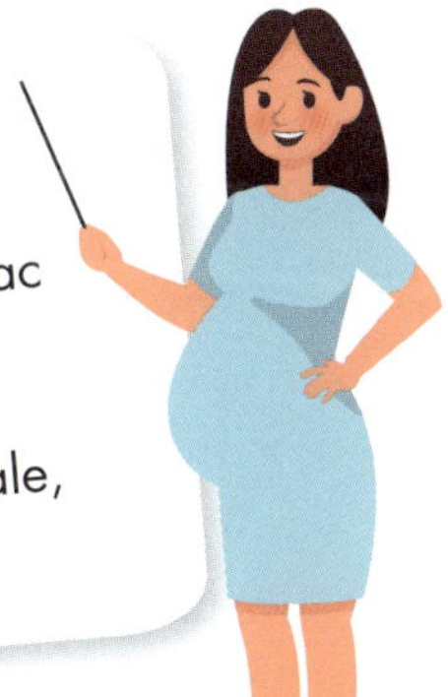

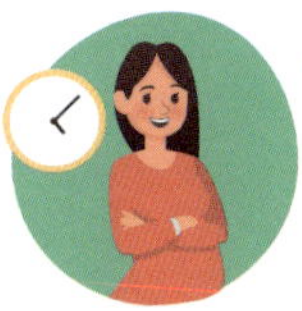

Je prends le temps de...

Je prends toutes les dispositions pour avoir l'esprit tranquille le jour J : si je suis déjà maman, j'organise la garde des aînés, je prévois différentes solutions pour me conduire à la maternité selon les scénarios possibles (papa au travail, papa en déplacement, nuit, etc.). Je prévoie également mon retour de maternité en remplissant le congélateur et les placards.

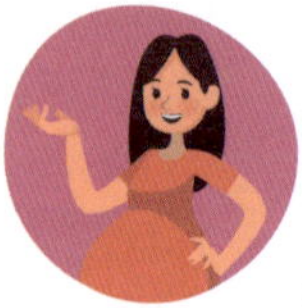

Et si...

Mon bébé est en siège ? On peut me proposer une version par manœuvre externe (VME) vers 36-37 SA. Avec ses mains apposées sur mon ventre, sous contrôle échographique, le gynécologue va tenter de faire se retourner mon bébé. Cela nécessite une hospitalisation de quelques heures ainsi qu'un suivi échographique et un monitoring fœtal. Je peux aussi tenter l'acupuncture auprès d'une sage-femme acupunctrice. Toujours pas retourné le jour J ? Cela ne signifie pas systématiquement une césarienne. Dans certains cas, un accouchement par voie basse peut être tenté. Si cela me tient vraiment à cœur, j'en parle avec mon praticien. Je garde confiance...

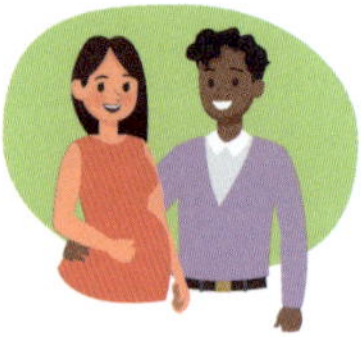

Avec mon entourage

Je pense à moi, mon bébé, mon accouchement, et c'est normal. Mais le futur papa ? Qui se soucie de lui ? Et pourtant, il se démène pour que la chambre du bébé soit prête, tout en poursuivant son travail. Pour me rassurer quand j'angoisse. Pour me dire que je serai une super maman. Mais lui aussi va vivre un grand changement dans sa vie, lui aussi a sûrement des doutes, des inquiétudes. Je veille à lui apporter de l'attention.

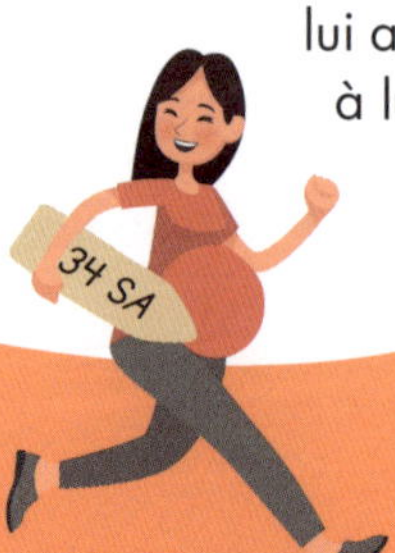

J'attends de pied ferme mon congé maternité. Si l'on m'a prescrit les deux semaines pathologiques, j'y suis ! Bientôt, je vais souffler un peu.

Mon autocoaching

Comment je me sens :

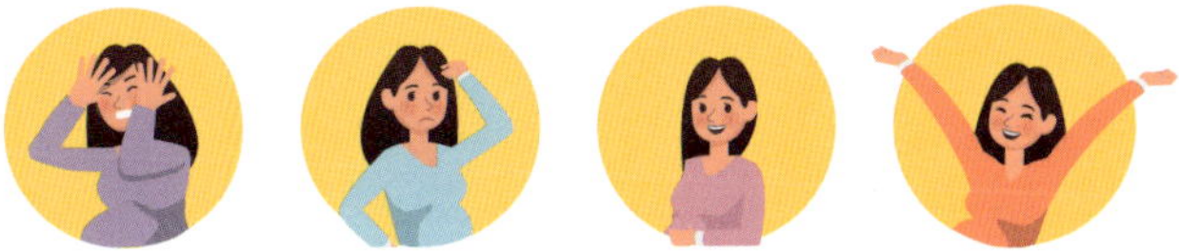

☐ ☐ ☐ ☐

Les jolis moments de ma semaine :

Mes priorités :

Les personnes qui m'entourent :

Mes notes :

La phrase qui me fait du bien :

« »

Semaine de grossesse 32 (34 SA)

À quelques semaines de la naissance, mon bébé se fait une beauté : ses rides disparaissent, ses contours s'arrondissent, son duvet tombe.

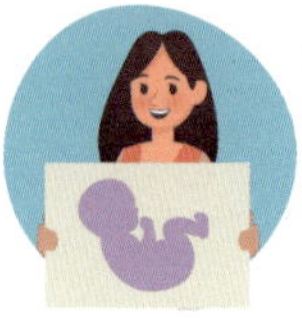

Mon bébé grandit

Il mesure 40 cm pour 1,9 kg. Il continue de prendre rapidement du poids et peaufine ses différents organes qui devront, dans quelques semaines, fonctionner de manière autonome. Pour fortifier son squelette, il utilise énormément de calcium. Ses poumons continuent de sécréter du surfactant. Son cœur bat encore à un rythme rapide : 120 à 140 battements par minute. Il a sa forme définitive, mais certaines communications entre la partie droite et la partie gauche ne se fermeront qu'après la naissance.

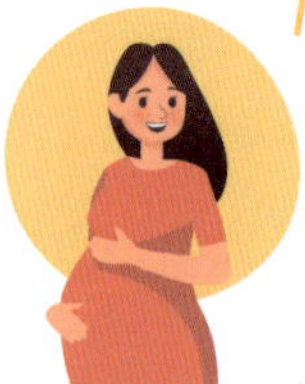

Mon corps change

À quelques semaines de la naissance, mon organisme tourne à plein régime. Mon volume sanguin va bientôt atteindre son maximum : plus de 4 litres, soit 25 % de plus qu'avant la grossesse ! Pour gérer cet afflux de sang, mon cœur travaille davantage, mon métabolisme s'accélère et mes hormones sont en ébullition. Résultat : les sautes d'humeur reviennent… En cause notamment, le cortisol – l'hormone du stress –, sécrété par le placenta. La perspective de l'accouchement et de ma nouvelle vie, la fatigue qui s'accumule, les douleurs et la lassitude qui pointe n'aident en rien…

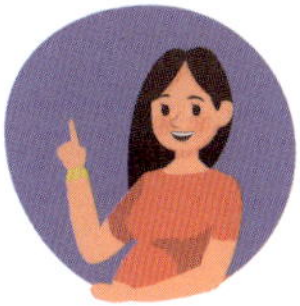

Je fais attention à moi

Lorsque je sens le stress monter, je respire profondément par le ventre. Je visualise un moment agréable (marcher sur une place, dans une forêt...) et je m'installe dans cette sensation. Je laisse le bien-être m'envahir, tout doucement.

Je n'oublie pas

Ma consultation prénatale du 8e mois.
Une recherche d'anémie (NFS) et un dépistage du streptocoque B par prélèvement vaginal me seront prescrits. Très fréquente, cette infection n'est pas grave, mais doit être traitée par antibiotiques juste avant l'accouchement pour éviter que mon bébé ne soit contaminé. Je me renseigne auprès de mon laboratoire sur les modalités du prélèvement et je ne tarde pas à le faire, afin d'avoir rapidement les résultats. J'en profite, si j'ai passé ma consultation d'anesthésie, pour faire le bilan sanguin prescrit.

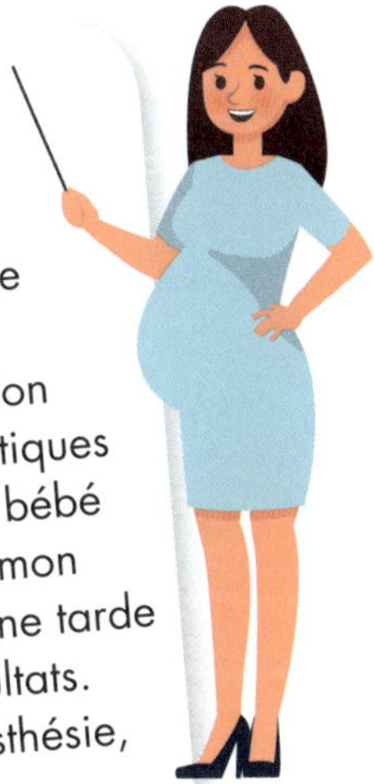

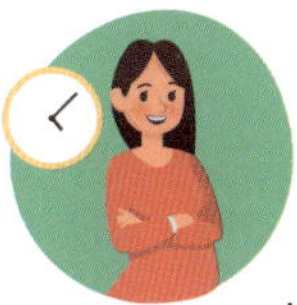

Je prends le temps de...

Je continue d'entraîner mon périnée. Une vingtaine de fois par jour, je contracte le muscle de la zone du vagin pendant une dizaine de secondes. Mais pas lorsque je vais aux toilettes ! Le « stop-pipi » empêche la vessie de se vider correctement, et cela peut favoriser les infections urinaires. Si j'ai du mal à ressentir mon périnée, si je ne visualise pas bien où il est, j'en parle à mon gynécologue ou ma sage-femme qui pourront me montrer quelques exercices pour mieux appréhender ce muscle clef le jour de l'accouchement.

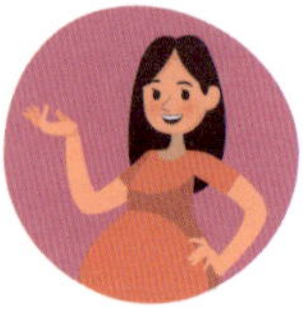

Et si...

Je me sens en pleine forme et j'ai envie de reculer mon départ en congé maternité pour pouvoir profiter un peu plus longtemps de mon bébé ? La loi me permet effectivement de retarder le début de mon congé prénatal de 3 semaines maximum afin d'allonger d'autant le congé postnatal. Il suffit pour cela d'envoyer à l'assurance maladie, la veille du congé prénatal au plus tard, une demande de report du congé de maternité accompagnée d'un certificat médical attestant que je suis en état de poursuivre mon travail. Attention toutefois à ne pas trop tirer sur la corde...

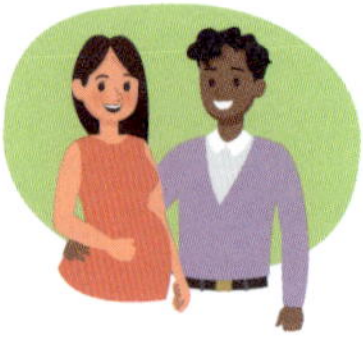

Avec mon entourage

La semaine prochaine débute mon congé maternité, sauf si j'ai déjà deux enfants ou si j'ai un congé pathologique de deux semaines. Au travail, mes collègues me pressent pour me faire un pot de départ. Je n'aime peut-être pas être au centre de l'attention comme ça, mais pourquoi pas ? Cela montre que l'on m'apprécie, non ?

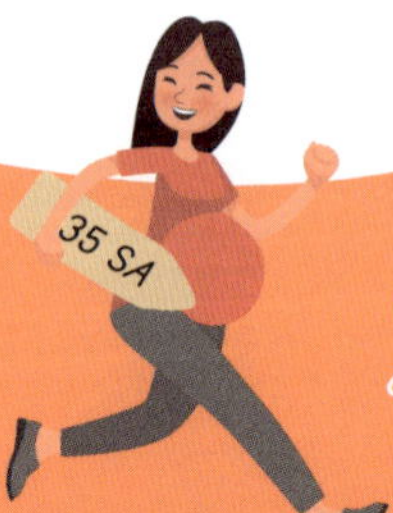

Mon sac de maternité est prêt. Je sens l'excitation monter et en même temps un peu de peur. Mais surtout, une grande impatience à l'idée de tenir mon bébé dans mes bras.

Autocoaching Mode de garde de bébé

Comment je me sens :

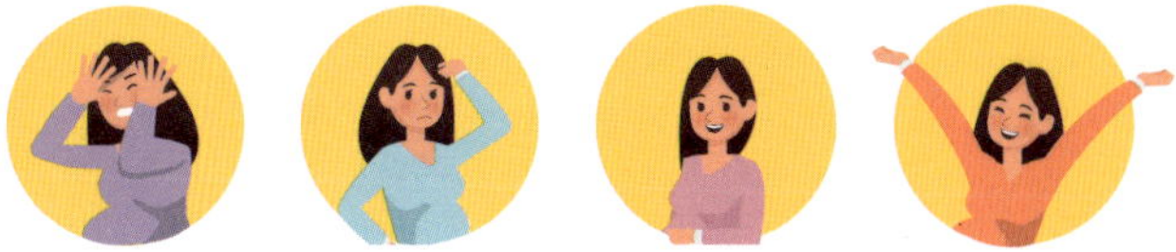

☐ ☐ ☐ ☐

Ce qui est important pour moi pour mon futur mode de garde (à cocher) :

☐ Socialisation ☐ Sérénité ☐ Flexibilité ☐ Proximité

Les différents modes de garde que j'envisage :

....

....

....

Les questions que je souhaite poser :

....

....

....

....

Le mode de garde que j'ai finalement choisi :

....

Ce qui m'a décidé dans mon choix :

« ....

....

....

....

....

.... »

Semaine de grossesse 33 (35 SA)

Mon bébé poursuit ses « finitions » en vue de sa naissance qui approche. De mon côté, l'impatience peut commencer à pointer…

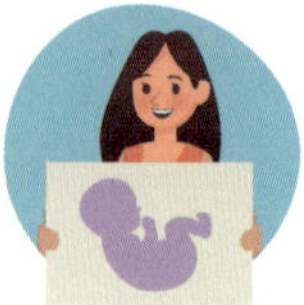

Mon bébé grandit

Il mesure 42 cm. Il avale beaucoup de liquide amniotique, urine et accumule du méconium en conséquence. Ses mouvements deviennent plus coordonnés, plus doux. Il faut dire qu'il a de moins en moins de place pour bouger ! Certains de mes anticorps, les IgG, traversent la barrière placentaire et passent dans sa circulation. Mon bébé bénéficiera ainsi d'une immunité dite « passive » de sa naissance à ses 6 mois environ. S'il venait à naître cette semaine, il pourrait encore nécessiter un transfert vers une maternité de type II dans une unité de néonatalogie. Au-delà de 35-36 SA, il reste fragile, mais une surveillance sur place est généralement suffisante.

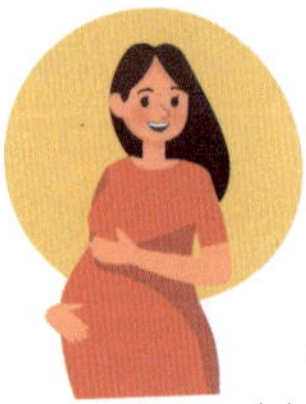

Mon corps change

Ma hauteur utérine est d'environ 32 cm. Mon ventre me paraît énorme… et pèse lourd ! Il y a le poids du bébé bien sûr, mais aussi de l'utérus (environ 1 kg), du liquide amniotique (1 kg) et du placenta (500 g). Mes reins fonctionnent à plein régime afin de traiter, en plus des miens, les déchets de mon bébé. Avec mon utérus qui comprime de plus en plus ma vessie et les hormones qui entraînent une distension des voies urinaires, le risque d'infection urinaire est à son maximum en cette fin de grossesse. Je ressens également ponctuellement quelques contractions non douloureuses. C'est normal : mon corps se prépare pour le jour J !

Je fais attention à moi

Je vais à la piscine, cela me fera forcément du bien. Grâce à l'apesanteur, mon corps se fera beaucoup plus léger dans l'eau. C'est également excellent pour la circulation veineuse, et pour me vider la tête ! Je veille simplement à adapter ma cadence et à nager de préférence sur le dos, ce sera plus confortable.

Je n'oublie pas

Je mets au propre mon projet de naissance.
Je fais attention à la formulation de mes phrases : plutôt que « je ne veux pas » ou « je ne souhaite pas », je dis « j'aimerais que », « je voudrais pouvoir », etc.
Si une césarienne est programmée, je peux également faire un projet de naissance.

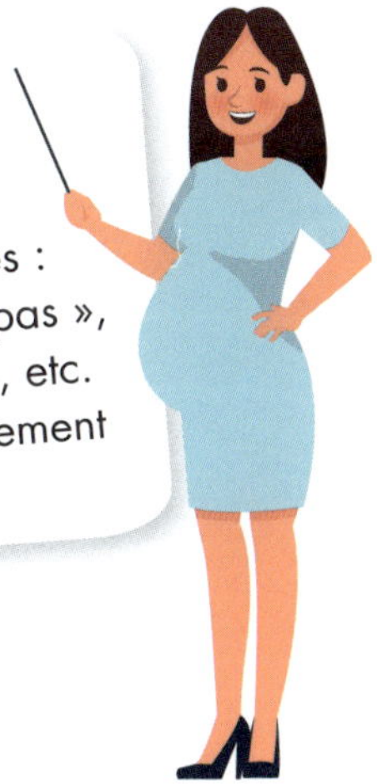

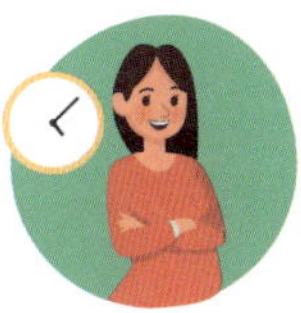

Je prends le temps de…

Je prends un dernier rendez-vous chez l'ostéopathe afin de préparer mon corps à l'accouchement. Il vérifiera notamment le positionnement de tous les os de mon bassin et leur bonne mobilité, essentielle pour qu'il puisse « s'ouvrir » le jour J. Avec des manipulations manuelles, il lèvera les éventuelles tensions. Il contrôlera également mon corps dans sa globalité – lombaires, diaphragme, système viscéral, crâne, cervicales, etc. – afin d'harmoniser la qualité de mouvement des structures mises en jeu lors de l'accouchement. Lever d'éventuels blocages au niveau des vertèbres cervicales est également important pour les sécrétions hormonales.

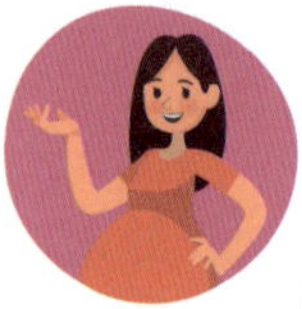

Et si…

Je ne sens pas mon bébé bouger comme d'habitude ? À ce stade de la grossesse, il est normal de percevoir moins nettement les mouvements de mon bébé, car il manque de place. Mais si je ne le sens pas bouger durant une journée entière, je n'hésite pas à me rendre aux urgences de la maternité pour un contrôle.

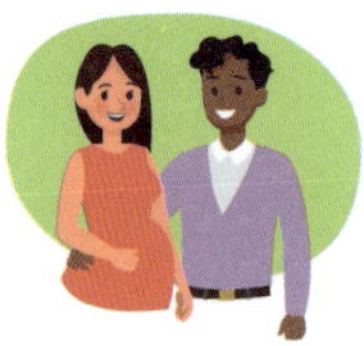

Avec mon entourage

Je suis en congé maternité et j'ai vraiment l'impression d'entrer dans une bulle, entièrement centrée sur mon bébé à venir. Ce moment est unique dans la vie, surtout s'il s'agit de mon premier bébé. J'en profite à fond, sans être trop impatiente de son arrivée. Chaque chose en son temps…

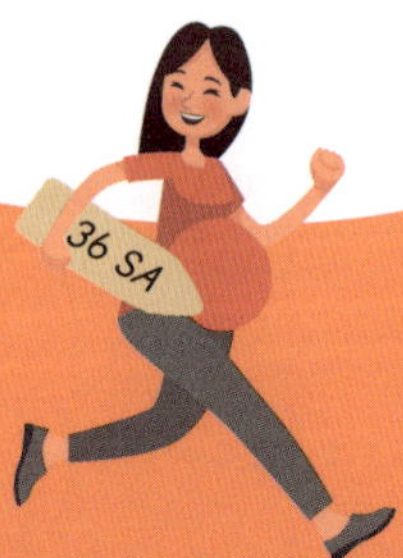

Faire mes lacets, ramasser mes clefs par terre, m'épiler… Tous ces petits gestes deviennent plus difficiles avec mon gros ventre ! Je choisis d'en rire plutôt que de m'énerver.

Mon autocoaching

Comment je me sens :

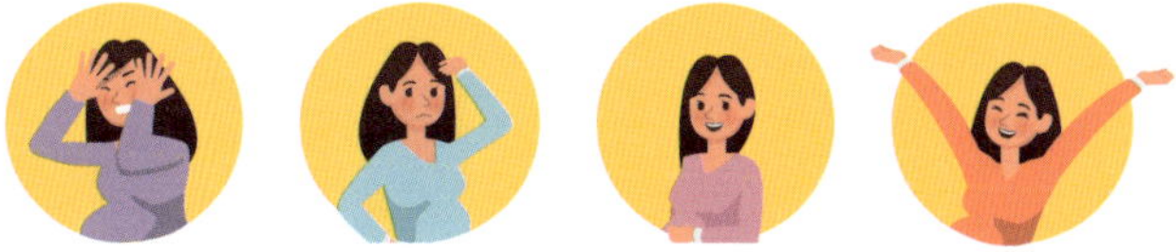

Mon moment à moi :

Mes rendez-vous pré-accouchement :

Les personnes qui me font du bien :

Une jolie phrase que j'ai entendue :

« »

Mes notes :

Semaine de grossesse 34 (36 SA)

Mon bébé a pris du poids, sa maturité est acquise. Mais mieux vaut qu'il reste encore bien au chaud dans mon ventre pour engranger des forces.

Mon bébé grandit

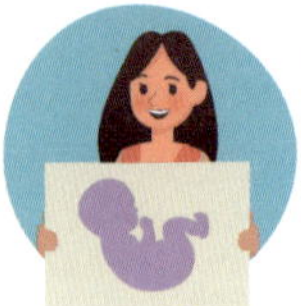

Il mesure 43 cm pour 2,2 kg. D'ici à la naissance, il va prendre encore une dizaine de centimètres et 1 kg. Au fur et à mesure que la graisse s'accumule sous sa peau, celle-ci se tend, et le duvet qui la recouvrait est presque entièrement tombé. Son cordon ombilical mesure entre 30 et 80 cm environ. Il arrive fréquemment qu'il s'enroule autour d'une jambe, d'un bras ou même du cou, mais ce n'est pas dangereux pour lui. Si c'est un garçon, ses testicules continuent leur migration vers les bourses. Chez la petite fille en revanche, ce n'est qu'à la naissance que les ovaires descendront dans le bas-ventre. Dans deux semaines (38 SA), mon bébé sera à terme, il pourra donc naître sans danger.

Mon corps change

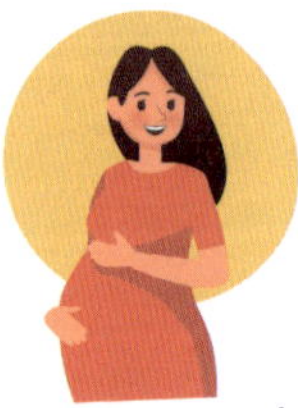

Mon utérus se contracte de temps en temps : il s'agit des contractions de Braxton Hicks. Non douloureuses, elles permettent à mon utérus – qui est un muscle, ne l'oublions pas ! – de s'entraîner en prévision du jour J. Sous leur effet, mon col peut commencer à bouger, mais pas à véritablement s'ouvrir. Mon bassin se dilate progressivement en vue de l'accouchement. Bien sûr, je ne m'en rends pas compte à l'œil nu, mais cela peut occasionner quelques douleurs ligamentaires, notamment au niveau de la symphyse pubienne (l'os du pubis).

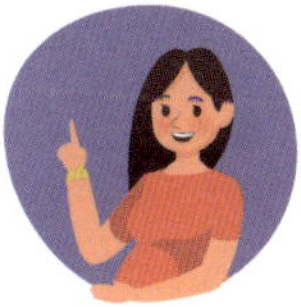

Je fais attention à moi

L'homéopathie est une ressource intéressante pour préparer mon corps à l'accouchement. Il est encore temps de caler un rendez-vous avec une sage-femme ou un médecin homéopathe pour une prescription personnalisée. À défaut, il existe des grands remèdes incontournables : *Gelsemium* contre l'anxiété, *Ignatia amara* pour favoriser la dilatation du col, *Arnica montana* avant et après l'accouchement, etc. Je me renseigne à la maternité : de plus en plus de sages-femmes pratiquent l'homéopathie.

Je n'oublie pas

Si le futur papa envisage de prendre un congé paternité (11 jours consécutifs dans un délai de 4 mois après la naissance de notre bébé), il doit en informer son employeur un mois au minimum avant la date de début du congé, par lettre recommandée avec AR ou lettre remise en main propre contre décharge. S'il a l'intention de le prendre directement après ses 3 jours accordés pour la naissance, il ne doit donc pas tarder à en informer son boss.

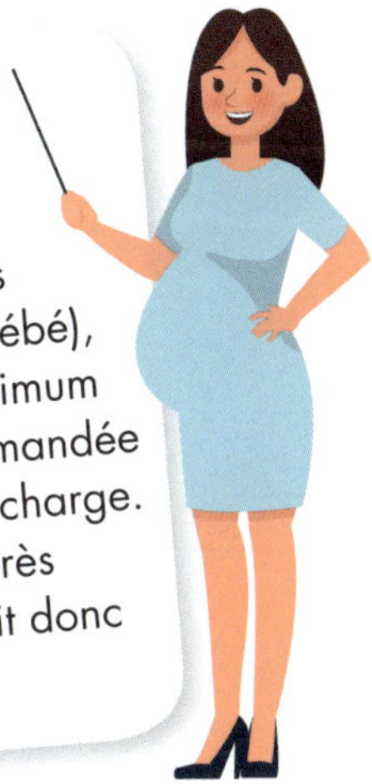

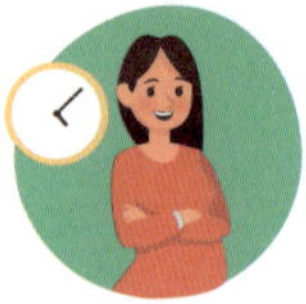

Je prends le temps de…

Sous certaines conditions, je peux bénéficier d'une aide pour l'emploi d'une aide-ménagère à domicile. Je me renseigne auprès de ma Caisse d'allocations familiales.

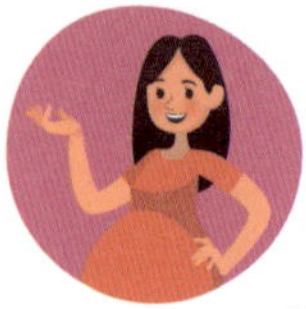

Et si…

Je ressens une douleur au niveau de la zone intime, voire des démangeaisons ? Il s'agit peut-être de varices vulvaires, de petites veines dilatées. Eh oui, cela existe, comme les hémorroïdes ! Le risque d'en développer augmente avec le nombre de grossesses, surtout si je suis sujette aux troubles veineux. Elles disparaîtront après l'accouchement. En attendant, pour me soulager, je peux faire des bains de siège frais. Pas de bain chaud en revanche. Le port de bas de contention peut également améliorer les symptômes en favorisant le retour veineux.

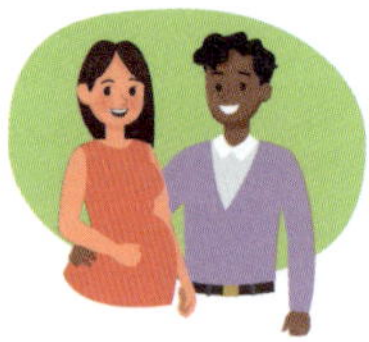

Avec mon entourage

Même si j'apprécie d'être dans une bulle depuis mon congé maternité, je peux me sentir un peu seule. Et la solitude, ce n'est pas bon pour le moral parfois ! J'essaie d'aller à la piscine, d'organiser des goûters avec mes amies. Le temps passera plus vite.

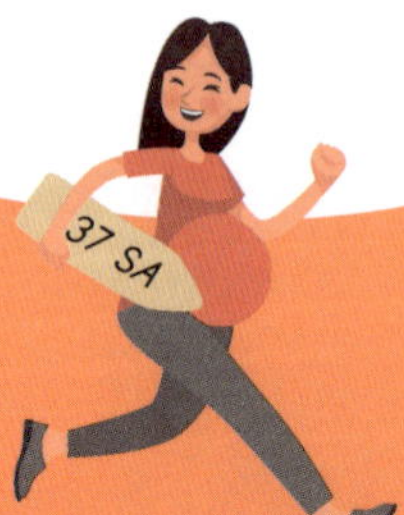

Bientôt le grand moment. Suis-je prête ?
Comment cela va-t-il se passer ?
Je n'hésite pas à poser des questions
à la sage-femme pour me rassurer.

Mon autocoaching

Comment je me sens :

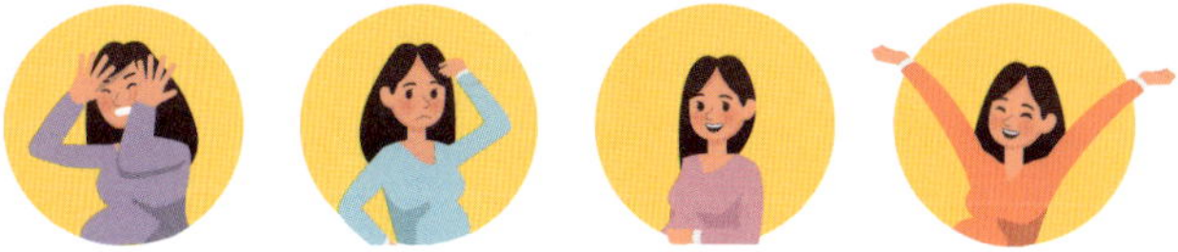

☐ ☐ ☐ ☐

Mes rêves :

Comment je prends soin de moi :

Mes petites astuces au quotidien :

Mes notes :

Ce que je dis à mon bébé :

« »

Mes petits bricolages bébé

Une guirlande fanion

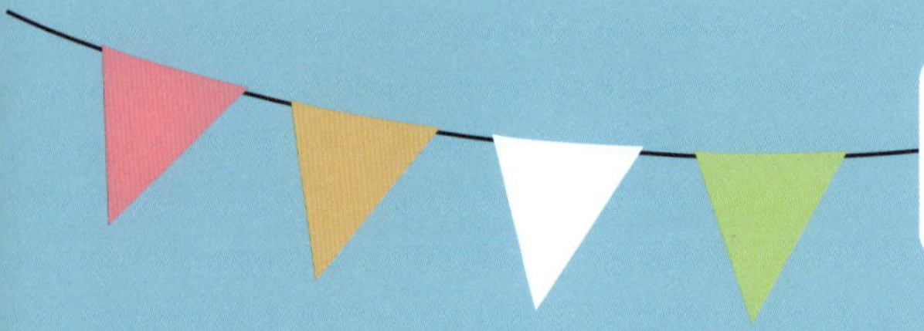

Matériel

- Tissus de différents motifs
- Ruban thermocollant
- Corde

Un prénom en tricotin

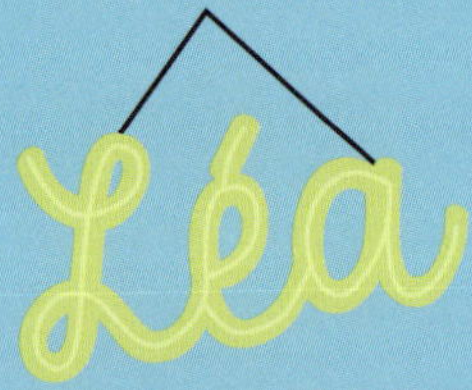

Matériel

- Du coton perlé
- Un tricotin
- Du fil de fer
- De la colle (pour les deux bouts)

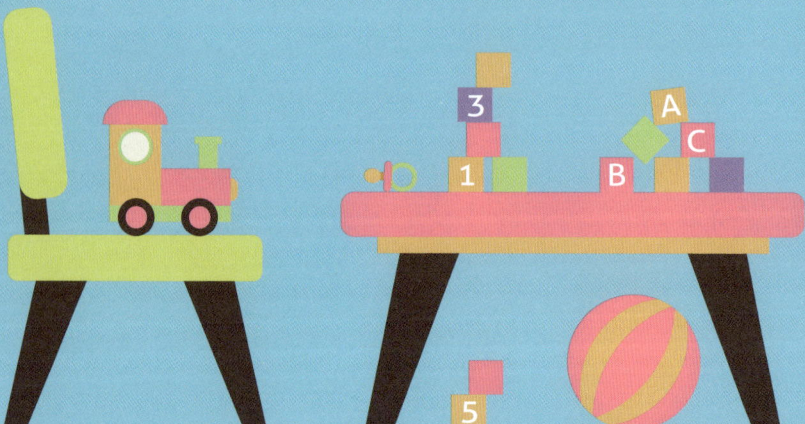

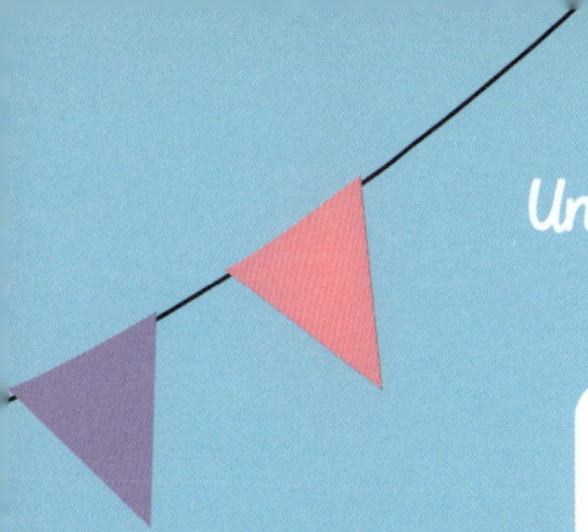

Une décoration murale

Matériel
- Feutrine
- Bois flotté
- Fil transparent
- Ouatine

Un mobile origami

Matériel
- Papier origami
- Cercle d'abat-jour
- Fil transparent

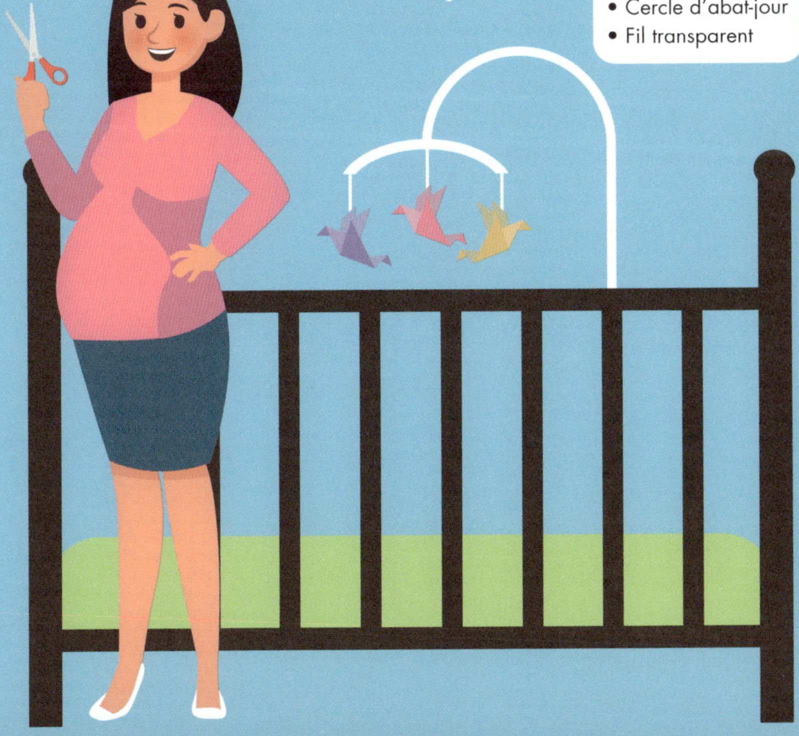

« Je sais que tu vas bientôt
venir au monde,
j'ai hâte, et en même temps
j'ai envie de te garder
encore un peu pour moi.
Un tout petit peu encore. »

9e mois

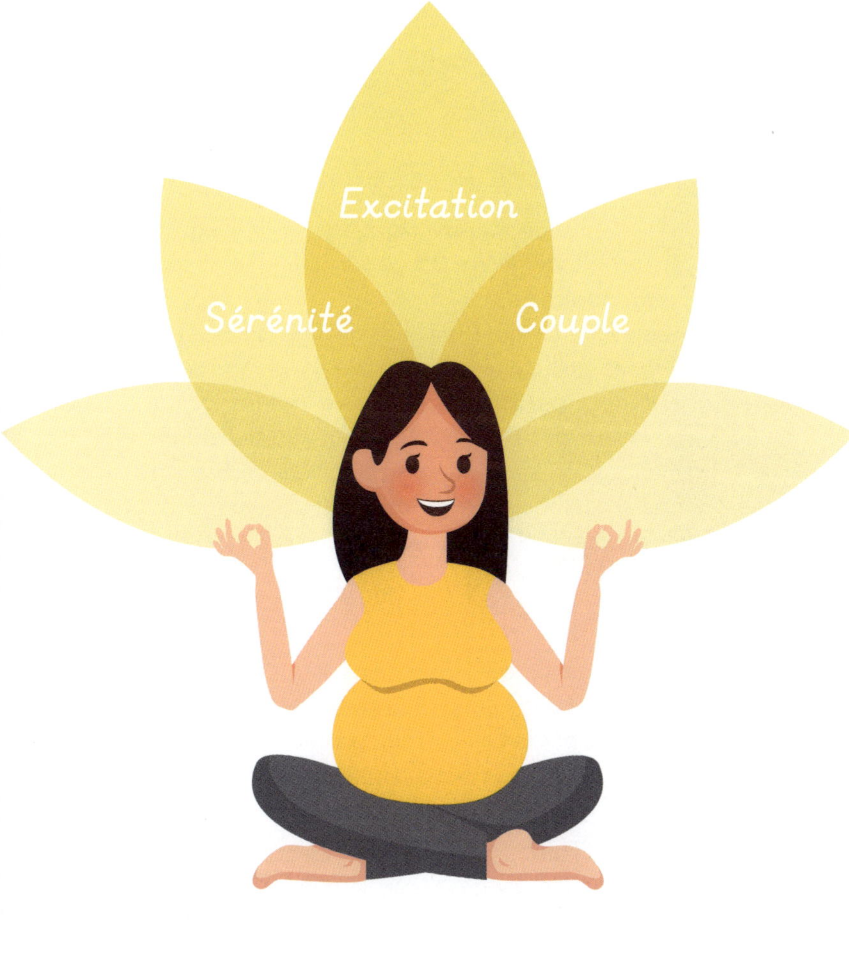

Semaine de grossesse 35 (37 SA)

Début du neuvième et dernier mois ! Mon bébé a atteint le cap des 37 SA. S'il naissait maintenant, il ne serait plus prématuré.

Mon bébé grandit

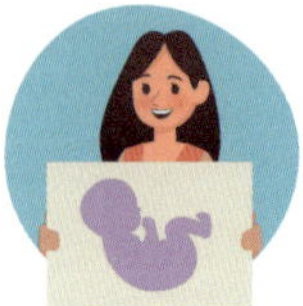

Mon bébé mesure 45 cm pour 2,4 kg. Il va grossir en moyenne de 35 g par jour d'ici à la naissance. Contrairement à son corps, sa tête grossit peu : son périmètre crânien est d'environ 9 cm et n'augmentera que de quelques millimètres. Son crâne n'est pas encore ossifié, des espaces fibreux persistent. Ce sont les fontanelles, qui vont permettre à son crâne de se modeler et de s'adapter à mon bassin le jour J. Sauf s'il est en siège, il se tient la tête en bas, bras croisés sur la poitrine et jambes pliées. Il bouge encore beaucoup, mais je perçois moins nettement ses mouvements, car il est à l'étroit.

Mon corps change

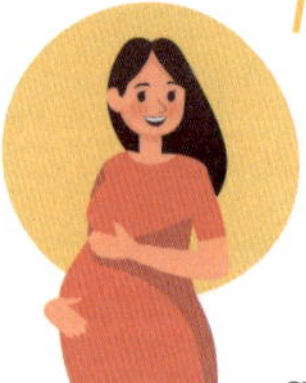

En vue du jour J, mon corps est sur les starting-blocks : les sécrétions hormonales augmentent, le volume sanguin est à son maximum, mes vaisseaux se dilatent pour gérer cet afflux, mon métabolisme s'accélère et ma température augmente de presque 1 °C. Sensation de pesanteur dans le bas-ventre, tiraillements, petits pics dans le pubis, douleurs lombaires, difficultés à me mouvoir, troubles du sommeil ; parfois des remontées acides, des hémorroïdes, des bouffées de chaleur… On n'arrête pas de me dire que c'est la « dernière ligne droite »… et heureusement !

Je fais attention à moi

J'ai du mal à m'endormir, je fais de plus en plus de rêves étranges, voire des cauchemars. Je me rassure : ils n'ont rien de prémonitoire, ce sont seulement des exutoires à mes craintes et inquiétudes à l'approche de l'accouchement. Et pour chasser mon anxiété, je fais ce petit exercice : assise sur le bord de mon lit, le dos bien droit, je tends mes bras devant moi. Sur une profonde inspiration par le nez, je lève lentement mes bras au-dessus de la tête. Sur l'expiration, je les baisse toujours tendus sur le côté, de manière à ce qu'ils forment un cercle autour de moi. C'est ma bulle de bien-être, où aucun souci ne peut rentrer. Je recommence 4 ou 5 fois.

Je n'oublie pas

Je reste vigilante au niveau de la balance. Les dernières semaines, la prise de poids est rapide. J'ai tendance à grignoter ? Je mise sur des oléagineux (amandes, noix, noix de cajou), un yaourt grec avec une pointe de miel, une pomme-cannelle au four ou un carré de chocolat noir (80 % de cacao minimum). Et même si aucune vergeture ne marbre la peau de mon ventre, je continue de l'hydrater quotidiennement. C'est souvent vers la fin que ça « craque » !

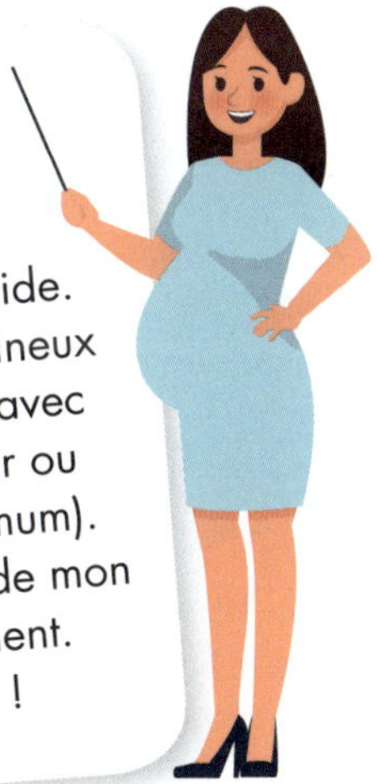

Je prends le temps de...

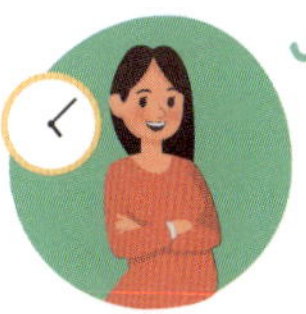

À compter de cette semaine, je peux masser quotidiennement mon périnée avec une huile spéciale ou une huile végétale bio (amande douce, rose musquée, macadamia). Cela permet de mieux appréhender cette zone et d'assouplir les tissus. Je masse la peau entre l'anus et le vagin en externe, puis j'introduis un pouce dans le vagin et je masse l'intérieur de la paroi en un mouvement circulaire. Je peux ne pas être à l'aise au début, mais petit à petit ça ira ! Seule contre-indication au massage : une infection vaginale.

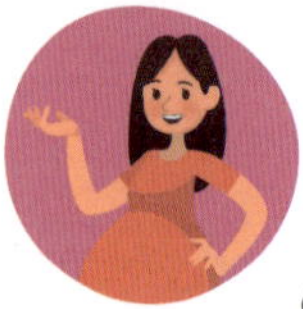

Et si...

Le futur papa ne souhaite pas être présent à l'accouchement ? Nous en discutons. Je ne peux pas le forcer, mais nous pouvons peut-être trouver une solution : qu'il soit là pendant le travail, mais pas pendant la délivrance par exemple. Je peux aussi choisir une tierce personne pour me soutenir psychologiquement le jour J.

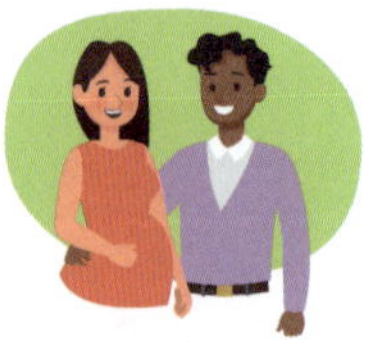

Avec mon entourage

Dans ma tête, je me prépare à la venue de mon bébé : je suis moins disponible pour les tâches quotidiennes ou le travail intellectuel, un peu tête en l'air. C'est naturel : devenir maman est un processus psychique qui commence bien en amont de la naissance. Le pédiatre anglais Winnicott parle de « préoccupation maternelle primaire », un état psychologique particulier, d'hypersensibilité et d'hypervigilance, qui va à la naissance de mon bébé me permettre de m'identifier à lui et de répondre au mieux à ses besoins.

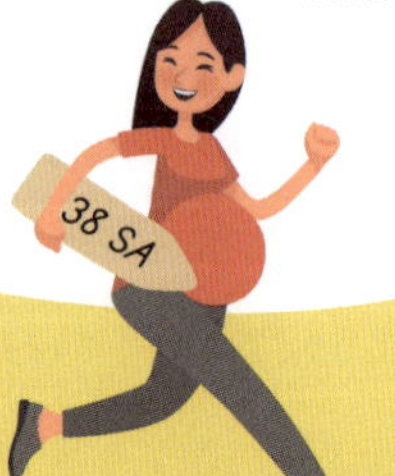

Je me dis tout le temps que c'est peut-être pour aujourd'hui. Mais c'est mon bébé qui décidera et je lui fais confiance.

Mon autocoaching

Comment je me sens :

☐ ☐ ☐ ☐

Les jolis moments de ma semaine :

Comment on se prépare à la naissance avec mon compagnon :

Comment cela se passe avec ma famille :

Mes notes :

Une jolie pensée pour moi-même :

« »

Semaine de grossesse 36 (38 SA)

À 3 semaines du terme, mon bébé peut naître à tout moment. Je guette le moindre signe qui annoncerait l'accouchement… mais je dois rester patiente, la grossesse dure 9 mois !

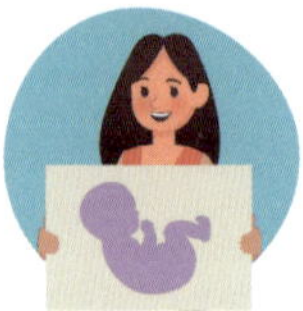

Mon bébé grandit

Le cap des 37 SA passé, il n'est plus considéré comme prématuré. S'il naît, il n'aura besoin d'aucune aide. Tout au long de ce dernier mois, il va faire des réserves de graisses, améliorer son réflexe de succion. Parfois, le bébé commence sa descente un peu avant la naissance. On dit qu'il est engagé quand il est en place dans la cavité pelvienne, les 2/5e de sa tête au-dessous de mon os pubien. Mais cela peut ne se faire que le jour J. S'il ne s'est pas encore retourné, il est peu probable qu'il le fasse maintenant, car il a désormais peu de marge de manœuvre dans mon ventre. Voie basse ou césarienne : j'en discute avec l'équipe de la maternité.

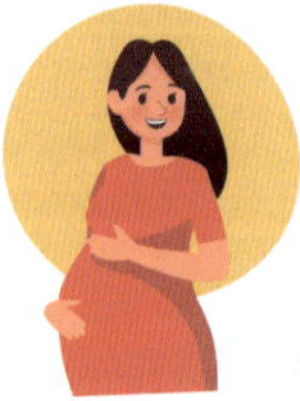

Mon corps change

Si mon bébé est engagé, la tête en bas, je peux me sentir un peu plus à l'aise au niveau du diaphragme, moins oppressée. En revanche, cela appuie plus dans le bas ! Ma vessie est écrasée et j'ai souvent envie d'aller aux toilettes. Mon rectum subit lui aussi le poids de mon utérus, ce qui peut entraîner une alternance de constipation et de diarrhée. Je peux également ressentir un peu plus fréquemment des contractions (une dizaine par jour environ), peu douloureuses et irrégulières.

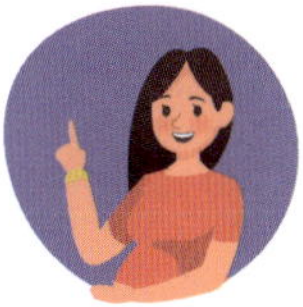

Je fais attention à moi

Bascule du bassin, exercice de respiration ou de sophrologie, massage quotidien du périnée, hydratation de mon ventre, éventuellement prise d'homéopathie pré-accouchement : je continue tous ces petits gestes qui m'aideront à vivre au mieux ces dernières semaines et le jour J. Mon compagnon peut me masser le bas du dos avec de l'huile d'arnica ou de l'huile de callophyle, antifatigue musculaire. Et surtout, je me repose.

Je n'oublie pas

Je prends rendez-vous pour la dernière consultation prénatale et j'effectue mes examens de routine pour la dernière fois ! Je fais également un dernier check-up de ma to-do list pour l'arrivée de bébé : je contrôle la valise maternité, mon sac d'accouchement, les différents scénarios pour le jour J. Ainsi je suis zen… au moins du côté matériel !

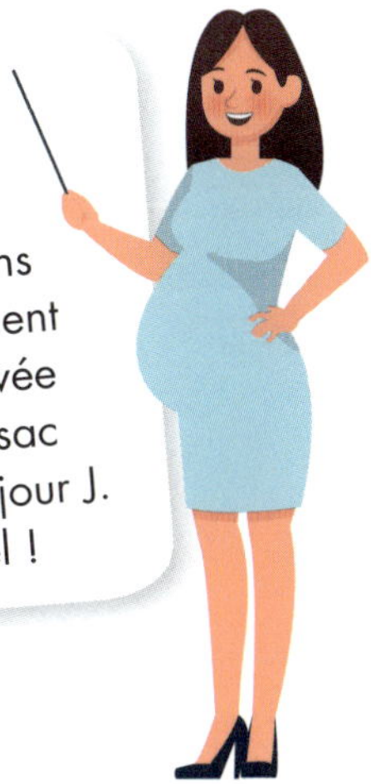

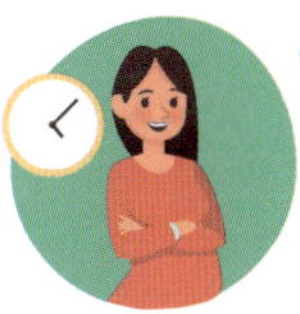

Je prends le temps de…

Je cherche un pédiatre en faisant marcher le bouche-à-oreille. Mon bébé devra en effet être rapidement vu par un pédiatre ou un médecin traitant de retour à la maison. Il est parfois difficile de trouver un pédiatre dans certaines régions. Certains médecins généralistes prennent le relai. Je me renseigne également sur la PMI de ma ville ou de mon quartier : je pourrai y faire peser mon bébé les premières semaines et recevoir quelques conseils en cas de besoin.

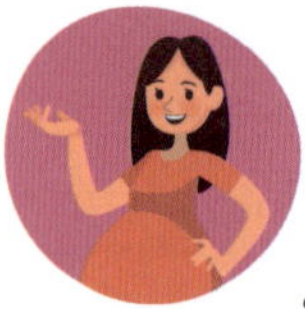

Et si...

J'ai des pertes vaginales un peu plus abondantes ? Cela arrive souvent en fin de grossesse. Il peut aussi s'agir du bouchon muqueux, cet amas de glaire cervicale qui a bouché mon col durant toute la grossesse afin de protéger mon bébé. Sous l'effet des contractions de fin de grossesse, il arrive qu'il s'effrite. Mais isolé, ce n'est pas un signe d'accouchement ! Si je perds un liquide transparent de façon continue, je consulte sans tarder : il arrive en effet que la poche des eaux se fissure. Le liquide amniotique, un liquide incolore et inodore, va alors s'écouler. Un test permettra de le vérifier.

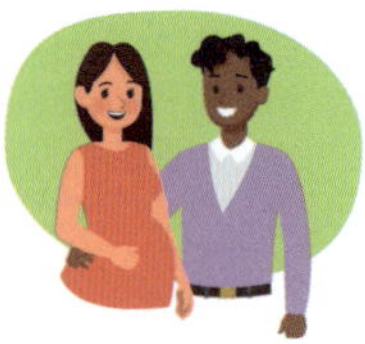

Avec mon entourage

Autour de moi, les récits d'accouchement se multiplient. Et ce n'est pas toujours rassurant. Si l'angoisse commence à monter, je choisis bien mes interlocutrices. Inutile de me rajouter du stress avec les expériences des unes et des autres, je suis déjà ultra sensible.

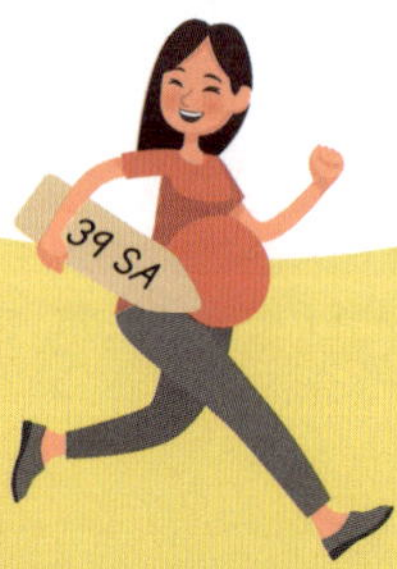

Dans quelques jours mon bébé ne sera plus dans mon ventre. Même si je suis impatiente, je savoure ces derniers moments de symbiose.

Autocoaching Naissance

Comment je me sens :

☐ ☐ ☐ ☐

Comment j'aimerais que mon accouchement se déroule :

....

....

Est-ce que je me sens prête à accueillir mon bébé ?

....

....

Quelles sont mes plus grandes craintes ?

....

....

Les personnes avec qui je partagerai ce moment magique et intense :

....

....

....

La première phrase que je dirai à mon bébé quand je l'aurai dans les bras :

« ....

....

....

.... »

Semaine de grossesse 37 (39 SA)

Mon bébé est bien à l'étroit dans mon ventre, mais il bouge et effectue certains mouvements et ajustements de position pour préparer sa naissance.

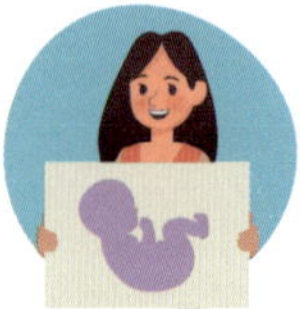

Mon bébé grandit

Il mesure 48 cm pour 2,9 kg. Le lanugo qui recouvrait son corps il y a encore quelques semaines est tombé. À la naissance, il peut toutefois en rester : sur les épaules, le haut du dos. Cela fait partie des petits détails physiques parfois déroutants chez le nouveau-né qui disparaîtront après la naissance. Ses poumons sont matures, mais les alvéoles pulmonaires continuent à augmenter en nombre et en diamètre – elles le feront encore durant 6 mois après la naissance.

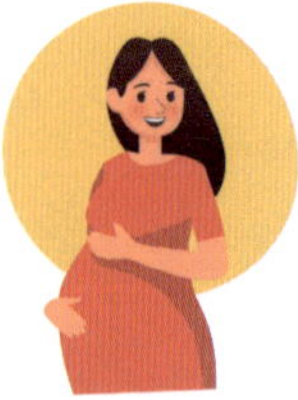

Mon corps change

Sous l'effet des modifications hormonales de la fin de grossesse et de mon bébé qui continue de puiser des forces pour grossir, je ressens une très grande fatigue. Et pourtant, j'ai du mal à m'endormir le soir. Du coup, j'ai l'impression de ne jamais être bien reposée, et je stresse à l'idée d'arriver à l'accouchement épuisée. Je ne m'inquiète pas : mon corps et mon mental sauront retrouver les ressources en moi le jour J, bien aidés par les sécrétions hormonales de l'accouchement. En attendant, je ralentis le rythme.

Je fais attention à moi

Mon meilleur allié bien-être de cette fin de grossesse : l'eau. À la piscine, je peux encore faire quelques longueurs, des battements de jambes, ou simplement « l'étoile de mer » pour me relaxer et me sentir légère. À la maison, je m'offre un bain chaud (sauf souci de circulation sanguine) avec des sels d'Epsom. Si des contractions apparaissent, je peux aussi prendre un bain ou une douche. Si c'est un faux travail, cela suffit parfois à le stopper.

Je n'oublie pas

Même si j'ai fait un projet de naissance, cela demeure un « projet ». On ne sait jamais ce qui va arriver le jour J, comment mon corps, mon bébé vont réagir, mon mental aussi. Ce projet de naissance est avant tout un élément de réflexion, de préparation à l'accouchement, de communication avec l'équipe. Je me prépare à l'idée qu'il est possible que certains points ne soient pas réalisés, et qu'en aucun cas cela ne sera un échec. Je ne me mets pas la pression…

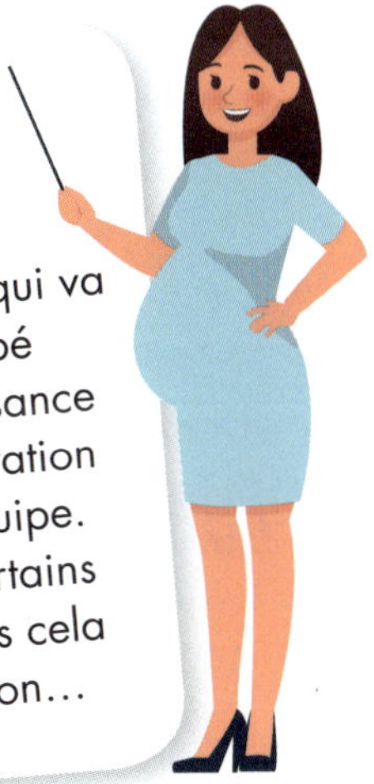

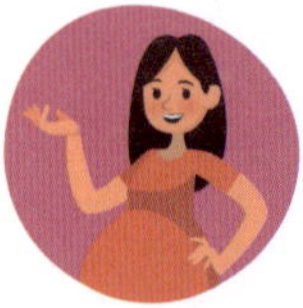

Et si...

Je me pose cette question, comme beaucoup de futures mamans : les câlins peuvent-ils déclencher l'accouchement ? Le fameux mythe du déclenchement à l'italienne... L'orgasme peut, il est vrai, entraîner des contractions, mais pas de là à déclencher l'accouchement... Et même si le bébé a commencé sa descente dans le bassin, pas de risques pour mon compagnon de lui faire mal. Il est bien protégé dans sa bulle de liquide amniotique. Il n'y a donc aucune contre-indication à avoir des relations sexuelles jusqu'au jour J, si j'en ai envie. Cela demande juste d'adapter un peu les positions !

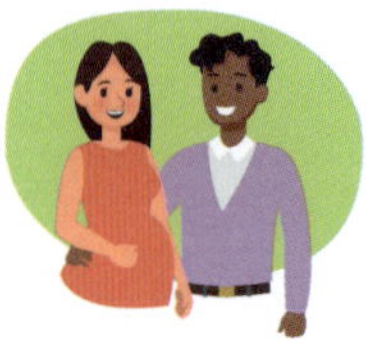

Avec mon entourage

« Alors, tu n'as toujours pas accouché ? » « À votre avis ! », ai-je envie de répondre (ou de crier...). Je suis un peu lasse, un peu anxieuse, et il arrive que je prenne un peu mal ces questions incessantes. J'ai des excuses : je suis enceinte de 9 mois ! Quant à ces mamans qui me disent « Profites-en, après c'est difficile... » Bref : je suis à fleur de peau et j'aimerais qu'on nous laisse un peu tranquilles, moi et mon ventre !

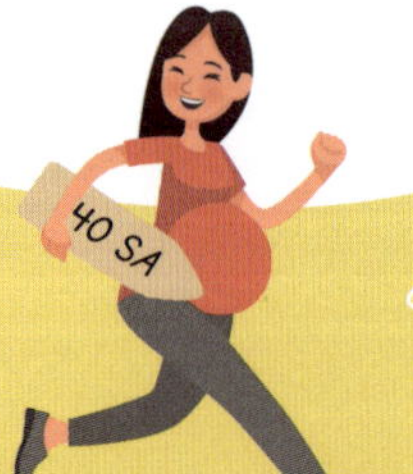

Le terme approche. Je peux être tentée d'accélérer les choses avec des trucs de grand-mères (ménage, câlin, épices, etc.), mais si mon bébé n'est pas prêt, rien n'y fera !

Mon autocoaching

Comment je me sens :

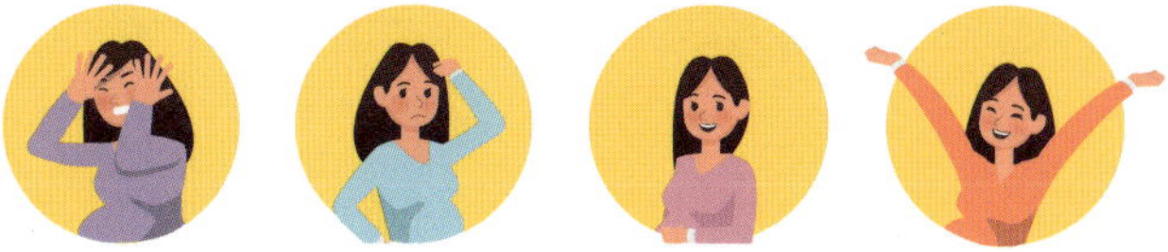

☐ ☐ ☐ ☐

Comment j'attends mon bébé :

Mes derniers préparatifs :

Mes derniers moments « pour moi » :

Mes notes :

La phrase que je « te » dis :

« »

Semaine de grossesse 38-39 (40-41 SA)

Je peux le dire : mon bébé s'apprête à naître d'un jour à l'autre… J'ai hâte ! En attendant, il attend bien sagement et profite de son alimentation en continu pour prendre quelques dizaines de grammes chaque jour.

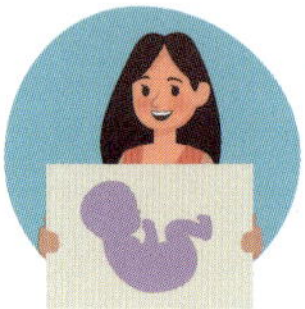

Mon bébé grandit

À la naissance, il y a les petites crevettes de 2,5 kg, et les gros poupons de 4 kg. De quelle catégorie fera partie mon bébé ? La dernière échographie peut nous avoir donné quelques indications, mais cela reste une estimation, et il y a parfois des surprises ! Son diamètre crânien est de 9,5 cm. C'est la partie la plus large de son corps et donc la plus délicate à sortir le jour de l'accouchement. Mais si j'adopte les bonnes positions au bon moment, en suivant les conseils de la sage-femme ou selon mon ressenti, ce travail sera facilité. La mobilité, c'est la clef !

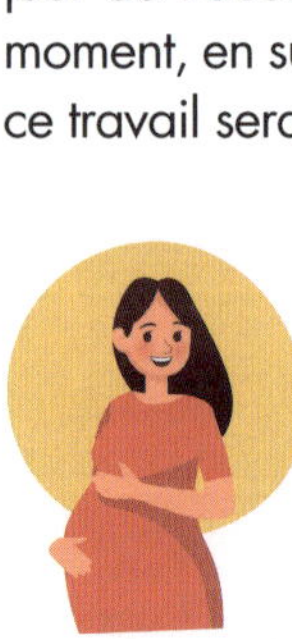

Mon corps change

Mon corps est mis à rude épreuve en cette fin de grossesse… Moi qui, il y a quelques semaines, arborais fièrement mon gros ventre, je l'avoue : il commence à fortement peser ! Face à des contractions de plus en plus fréquentes, comment reconnaître les « vraies » ? Ces dernières sont régulières, de plus en plus rapprochées, de plus en plus longues et de plus en plus intenses et donc douloureuses.

D'autres signes, variés selon les femmes, peuvent également annoncer le début du travail : une baisse d'appétit, un transit accéléré, de très fréquentes envies d'uriner, une accélération des mouvements du bébé, etc. Je fais aussi confiance à mon instinct… Et si j'ai un doute, je me rends à la maternité : les équipes ont l'habitude !

Je fais attention à moi

Dès que la contraction arrive, je mets en pratique mes cours de préparation à l'accouchement : respiration, exercices de sophrologie, position de yoga, autohypnose… Tout ce qui permet de tenir le stress à distance est bénéfique. Je pense également à mes petits granules homéopathiques si j'ai une prescription spéciale pour l'accouchement.

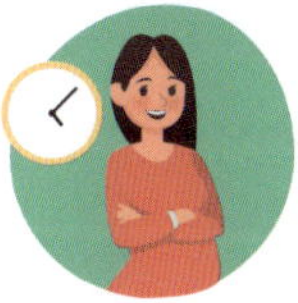

Je prends le temps de…

Si ce n'est déjà fait, j'étudie avec le futur papa le mode d'emploi du siège auto et de la poussette-nacelle. Je peux aussi m'entraîner à nouer mon écharpe de portage. J'aurai ainsi les gestes plus sûrs avec mon bébé… et j'éviterai de m'énerver inutilement. Et puis je me repose, je profite des derniers moments avec mon bébé dans mon ventre.

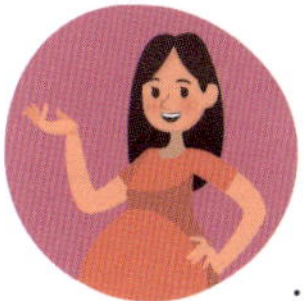

Et si…

Je perds les eaux ? Que le travail ait commencé ou non, je dois me rendre à la maternité. Si je suis seule, j'appelle le 15. Je peux prendre une douche pour me rincer, mais pas un bain ! Si le liquide est teinté de vert, je file directement à la maternité. Mon bébé rejette du méconium, il ne supporte peut-être pas très bien les contractions. Et si j'ai dépassé le terme ? On me donnera la marche à suivre, mais je vais sûrement devoir me rendre à la maternité tous les deux jours, voire tous les jours pour un monitoring.

Et si la situation n'évolue pas au bout de quelques jours, on procèdera à un déclenchement.

Je n'oublie pas

Dans les 3 jours après la naissance (jour de naissance et jour férié non inclus), le papa devra faire la déclaration de naissance : elle se fait à la mairie du lieu de naissance, mais parfois l'officier d'état civil passe directement à la maternité. Si l'on veut donner à notre enfant nos deux noms, nous devrons faire une déclaration conjointe de nom de famille, même si nous sommes mariés. Si l'on a d'autres enfants, ce nom sera le même pour toute la fratrie.

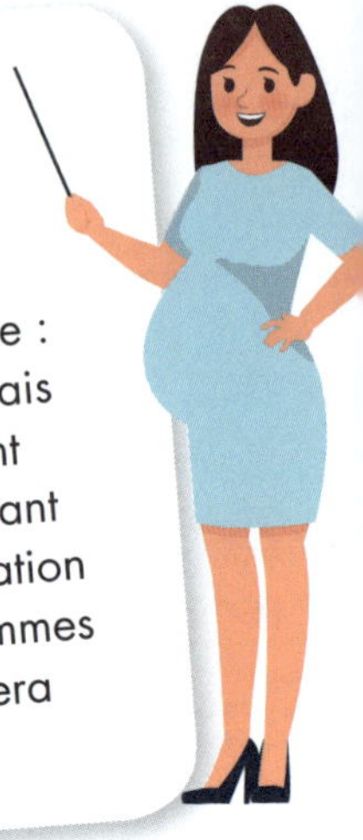

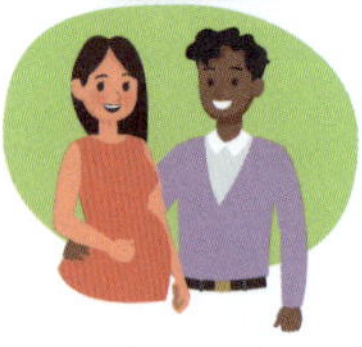

Avec mon entourage

La famille et les amis me parlent déjà des visites à la maternité. Si j'ai envie de rester dans mon cocon avec mon bébé et le papa, c'est tout à fait mon droit, ils comprendront. C'est parfois le moment de se rapprocher de sa mère, si ce n'était pas déjà le cas. Se rapprocher sans fusionner… La fameuse juste distance à trouver avec celle qui m'a donné la vie.

Félicitations, votre bébé est dans vos bras. Soyez bienveillante envers vous-même, vous serez sans aucun doute une super maman.

Autocoaching Accouchement

Comment je me sens :

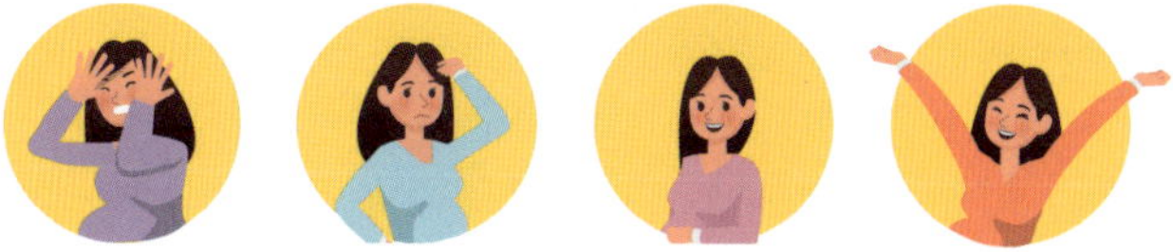

Comment s'est passé mon accouchement :

Mon bébé à la naissance (poids, taille...) :

Le(s) prénom(s) que nous avons choisi(s) :

« Mon premier moment avec bébé : »

Mon accouchement

Ma valise

Un appareil photo.

Un gilet ou une belle robe de chambre.

Nécessaire de toilette, serviettes de bain.

3 soutiens-gorge, éventuellement d'allaitement (1 à 2 tailles au-dessus).

Ma pochette grossesse : carte Vitale, carte de mutuelle, carte de groupe sanguin, résultats des examens de grossesse.

De quoi grignoter pour le papa.

Des tenues confortables pour 4 à 5 jours (legging, jean de grossesse, chemise ample en coton, tee-shirt…).

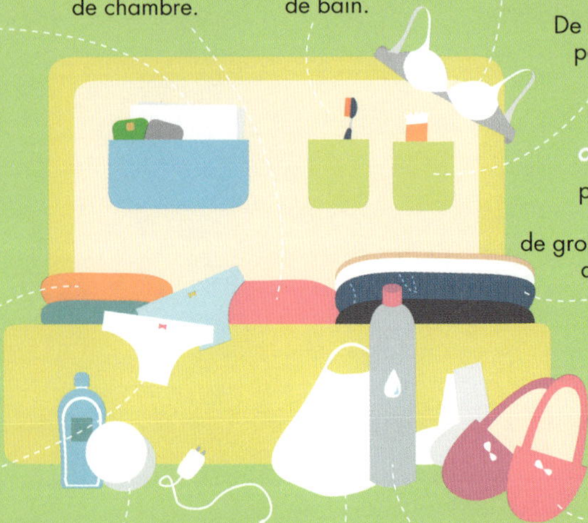

2 pyjamas, éventuellement d'allaitement.

Des chaussettes et une paire de chaussons.

Des culottes jetables ou bon marché, 1 à 2 tailles au-dessus.

Un chargeur de portable.

Un brumisateur d'eau minérale.

En cas d'allaitement : crème de type lanoline, coussinets d'allaitement.

Un (grand) sac à linge sale.

Les petits plus détente

Mes flacons homéo spécial jour J, de l'huile d'amande douce bio pour détendre le périnée, de l'huile essentielle de lavande vraie à respirer pour être zen, un coussin d'allaitement, de la musique, de la lecture.

Les petits plus

- Une veilleuse (pour éviter le néon d'hôpital en pleine nuit).
- Du maquillage, des boucles d'oreilles, mon accessoire cheveux préféré pour me sentir jolie.
- Un petit carnet pour noter mes premières impressions.
- Quelques petits trucs à grignoter pour me faire plaisir, mon thé préféré.
- Un châle pour allaiter discrètement (ou pas !).

La valise pour bébé

- 6 bodys ouverts sur le devant.
- 6 pyjamas.
- Des chaussettes.
- 3 brassières en laine ou coton.
- 2 bonnets.
- 2 turbulettes ou nids d'ange.
- 6 bavoirs.
- Des couches taille nouveau-né.
- 3 draps de bain.
- 1 savon spécial bébé.
- 1 thermomètre.
- 1 tenue pour la sortie.
- Des langes en coton.

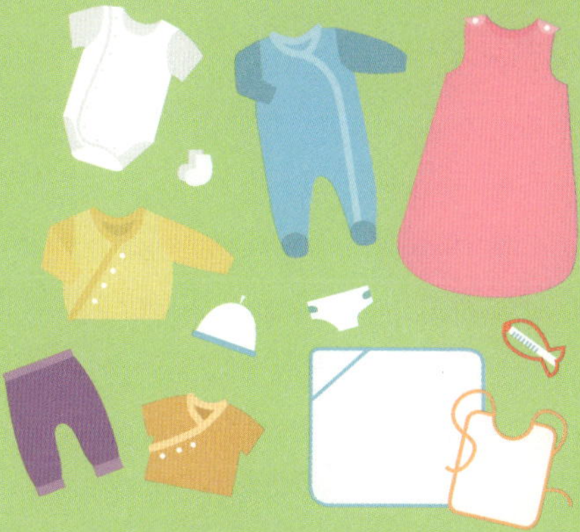

Les positions pour soulager les contractions

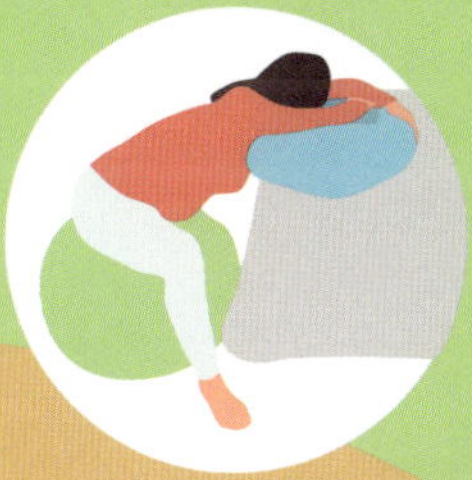

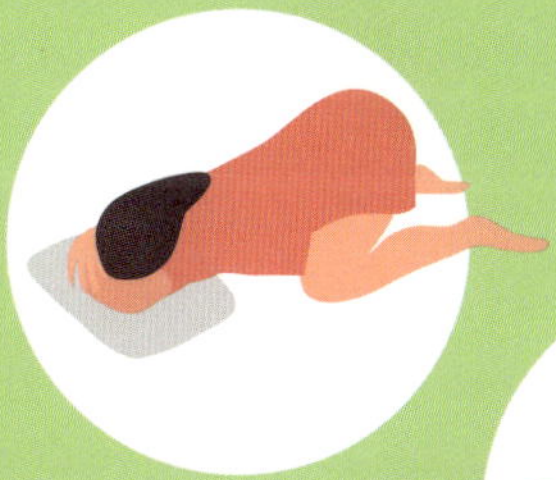

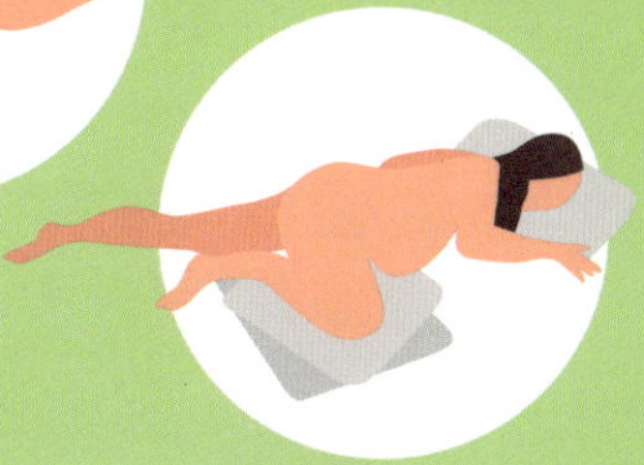

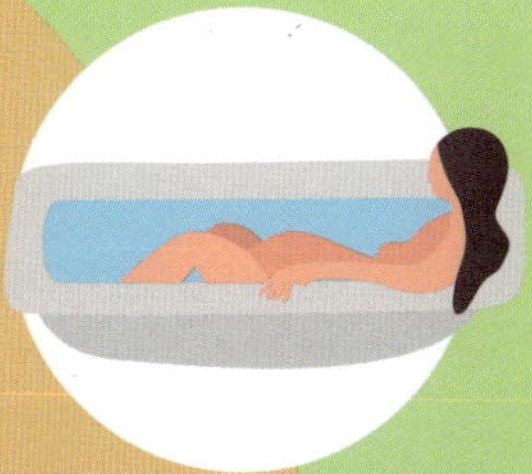

Les petits plus psy

Mon mantra : « À chaque contraction, je me rapproche un peu plus de mon bébé. »

Mon conseil sophro : je visualise une image de bien-être où me réfugier quand c'est difficile.

Mon attitude : je reste « connectée » à mon bébé et je l'imagine faire son petit chemin en vue de naître.

Sommaire

FSC www.fsc.org MIXTE Papier issu de sources responsables FSC® C004472

Achevé d'imprimer en décembre 2018 par Wilco aux Pays-Bas
Dépôt légal: décembre 2018
N° éditeur 2018_0007